# 轻断食

## 正在横扫全球的瘦身革命

[英] 麦克尔·莫斯利 [英] 咪咪·史宾赛 著
谢佳真 / 译

SPM 南方出版传媒
广东科技出版社 | 全国优秀出版社

图书在版编目（CIP）数据

轻断食：正在横扫全球的瘦身革命 /（英）莫斯利，（英）史宾赛著；谢佳真译 . — 广州：广东科技出版社，2014.8（2018.4 重印）

ISBN 978-7-5359-5866-2

Ⅰ . ①轻… Ⅱ . ①莫… ②史… ③谢… Ⅲ . ①减肥—基本知识 Ⅳ . ① R161

中国版本图书馆 CIP 数据核字（2014）第 066874 号

---

THE FASTDIET: Lose Weight, Stay Healthy, and Live Longer with the Simple Secret of Intermittent Fasting
by Dr. Michael Mosley and Mimi Spencer

QINGDUANSHI : ZHENGZAI HENGSAO QUANQIUDE SHOUSHENGEMING

---

责任编辑：黎青青
特邀编辑：梁余丰　孙青
封面设计：唐梦婷
责任校对：陈静　陈素华
责任印制：吴华莲
出版发行：广东科技出版社
（广州市环市东路水荫路 11 号　邮政编码：510075）
http: //www.gdstp.com.cn
E-mail: gdkjyxb@gdstp.com.cn（营销中心）
E-mail: gdkjzbb@gdstp.com.cn（编务室）
经　　销：广东新华发行集团股份有限公司
印　　刷：北京中科印刷有限公司
规　　格：890mm × 1270mm　1/32　印张 7.5　字数 190 千
版　　次：2014 年 8 月第 1 版
2018 年 4 月第 11 次印刷
定　　价：36.80 元

如有印刷、装订质量问题，请致电 010-85866447（免费更换，邮寄到付）

---

# THE FASTDIET

## Lose Weight, Stay Healthy, and Live Longer with the Simple Secret of Intermittent Fasting

Dr. Michael Mosley and Mimi Spencer

# 献　词

献给我太太克蕾儿，还有孩子们：艾力克斯、杰克、丹尼尔、凯特，他们值得我延长寿命。

——麦克尔·莫斯利

献给奈德、莉莉、梅、保罗，他们是我在布莱顿的磐石。也献给我的父母，他们一向都了解食物就是爱。

——咪咪·史宾赛

# 鸣　谢

如果不是许多科学家慷慨拔冗分享研究成果，也不会有本书。这些科学家包括华盛顿大学医学院的路易吉·方塔纳（Luigi Fontana）博士、美国国家卫生研究院老化研究所的马克·马特森教授、芝加哥伊利诺斯大学的克丽丝塔·瓦乐蒂博士、南加州大学长寿研究所所长瓦尔特·隆戈博士。

非常感谢BBC《地平线》节目的编辑艾丹·拉弗帝指派我探索间歇式断食的新疆界，也感谢整个制作团队，尤其是凯特·达特和研究员罗山·萨马拉辛何。我也要谢谢珍妮丝·哈德罗（Janice Hadlow），她是第一个敢让我走到幕前的人，她给我尝试新事物的机会。

感谢《泰晤士报》妮可拉·吉儿（Nicola Jeal）不时提供巧思及支援。我们也要谢谢Short Books的丽蓓卡·尼可森（Rebecca Nicolson）、奥丽亚·卡本特（Aurea Carpenter）、艾美·法兰西斯（Emmie Francis），她们辛勤付出，使大家立刻看出本书改变人生的潜力。

# 目 录

## 作者的话

## 轻断食的源起

◇想改造身体，威力最大的方式莫过于断食。

◇轻断食方法不但科学证据充足，极具说服力，而且医学界给予正面的评价。

◇执行轻断食以来，我感觉轻盈、苗条、有活力。

最近几十年流行的饮食观念一变再变，但医学界建议的保健方法倒是大同小异：摄取低脂饮食、多运动……还有，千万不可以跳过哪一餐不吃。但也就在同一个时期，世界各地的肥胖人口却节节攀升。

难道没有基于别种论证的减肥法吗？没有一个以科学为依据，不人云亦云的方法吗？

我们相信的确是有，也就是间歇式断食（intermittent fasting）。我们第一次看到间歇式断食标榜的种种好处时，跟很多人一样怀疑。断食未免太偏激、太困难——而且我们都清楚，任何形式的节食十之八九会失败。但是在深入研究间歇式断食并且亲自试验之后，我们相信间歇式断食的潜力惊人。我们为了这本书采访的医学专家说得好：“想改造身体，威力最大的方式莫过于断食。”

## 断食：老观念，新做法

断食不是什么新鲜事。下一章便会谈到，人体是为了应付断食而设计的。我们在食物匮乏的时代进化，有一餐没一餐的数千年进化史造就了如今的我们。间歇式断食的健康益处很多，或许是因为比起一天三餐的生活，间歇式断食更符合造就现代人类的环境。

断食，对许多人来说，当然与信仰有关。基督宗教的四旬期、犹太教的赎罪日、伊斯兰教的斋戒月只是几个广为人知的例子。希腊东正教鼓励教徒一年断食180天，锡卡的圣尼古拉（Saint Nikolai of Zicha）说："暴饮暴食令人阴郁又恐惧，但断食令人喜悦且勇敢。"佛教僧侣则在阴历的初一、十五断食。然而，很多人似乎吃个不停，几乎没挨饿过，但却没有感到满足。我们不满意自己的体重、自己的身体、自己的健康。

间歇式断食让我们重新与人体的根本设计接轨，不但是减肥之道，也是长期保持健康的法门。科学界才刚开始发现断食的强大效益，并且予以证实。

本书的立论基础便是这些科学家的先进研究，以及这些研究对目前减肥、疾病抵抗力、长寿观念的影响。同时，也参考了我们的个人经验。

学界研究与生活方式是相辅相成的。因此，我们从两个互补的观点研究间歇式断食。

首先，麦克尔以自己的身体与医学涵养测试间歇式断食的潜力，从科学的观点解释间歇式断食及轻断食饮食法，亦即他在2012年夏季推出的饮食法。

接着，咪咪提出安全、有效、可长期执行的务实做法，在日常生活中就能轻松地实践。她仔细地检视断食的滋味、每天的情况、该吃些什么、几时吃，佐以大量的小秘诀及策略，让这套简单的饮食法为你带来最大的效益。

下文你将会看到，轻断食怎样改变了我们两人的生命，希望对你也有效。

# 麦克尔·莫斯利的动机：男性的观点

我现年55岁，男性。在探索间歇式断食之前，我轻微超重：身高180.3厘米，体重84.8公斤[②]，身体质量指数[①]为26，属于超重的范围。

以前我一直瘦瘦的，35岁左右才开始跟很多人一样逐渐变胖，一年增加约半公斤。半公斤似乎不多，但20年下来却很可观。慢慢地，我醒悟到自己步上了父亲的后尘。他跟体重苦战一辈子，七十几岁就死于糖尿病并发症。葬礼时，他的很多朋友都说我身材越来越像我父亲。

我在为BBC（英国国家广播公司）拍摄纪录片的时候，有幸做了一次核磁共振成像（MRI），发现我属于隐藏性肥胖，亦即外表瘦瘦的，体脂肪却很高。内脏脂肪是最危险的脂肪，它会包覆内脏，增加心脏病及糖尿病的风险。后来我去验血，发现我已经濒临糖尿病，胆固醇也高得过分。显然，我一定得想想办法。我按照一般的减肥观念减肥，但效果不明显，体重及验血报告依旧落在“危险”区。

我没有节食，因为一直没有我觉得有效的节食方法。我看过父亲

---

① Body Mass Index，简称BMI，是用体重公斤数除以身高米数的平方得出的数字，是目前国际上常用的衡量人体胖瘦程度以及是否健康的一个标准。

② 1公斤等于1千克。

尝试林林总总的节食法，史卡斯代尔减肥法[①]、阿特金斯减肥法[②]、剑桥减肥法[③]、饮酒人士减肥法[④]，他全部试过。每一种都让他变瘦，然后在几个月内反弹，而且比原本更胖。接着，在2012年年初，BBC科学节目《地平线》（*horizon*）的编辑艾丹·拉弗帝问我愿不愿意充当小白鼠，探索延年益寿的科学。我不确定我们会发现什么，但我跟制作人凯特·达特、研究员罗山·萨马拉辛何很快便把目光聚焦在限制热量摄取与断食法上，认为那是值得探讨的金矿。

限制热量摄取（calorie restriction）的做法相当严苛，食物分量必须比正常人低很多，天天如此，直到——但愿是——长寿的一生结束。他们过这种生活，是因为这是唯一一种研究显示可以延长寿命的手段，至少对动物有效。世界上至少有一万位“CRONies”，也就是指他们限制热量并摄取最佳营养。我见过好几位，尽管他们的体检报告通常很让人羡慕，我却没有加入他们苗条行列的兴致，完全没有以超低热量的饮食度过后半辈子的意志力与欲望。

因此，我很开心地发现了间歇式断食，也就是降低热量摄取，但只偶尔为之。假如科学研究没有错，间歇式断食便具备限制热量的好处，却没有那么痛苦。

---

① Scarsdale Diet，低脂低热的减肥法，严格规定饮食。

② Atkins Diet，低碳水化合物、高蛋白质的减肥法，俗称吃肉减肥法。

③ Cambridge Diet，根据体质每天严格限制热量摄取的减肥法。

④ Drinking Man's Diet，允许饮酒，每日碳水化合物上限为30克。

我前往美国各地拜访走在尖端的科学家，他们大方地分享研究计划及想法。显然，间歇式断食不是异想天开，但也没有我原本希望的容易。后文会提到，间歇式断食的做法五花八门。有的必须断食至少24小时。有的是隔天一次，断食日只吃一顿低卡路里的餐点。两种我都试过，但两种我都无法想象自己能长期执行。难度实在太高了。

我决定尝试自己改良做法。一周5天正常进食，其他2天则摄取平常的四分之一热量（600大卡[①]）。

我拿自己做实验。我将600大卡拆成两份，在早餐摄取约250大卡，晚餐350大卡，相当于一次禁食约12小时。我也决定拆开断食的日子，在星期一、星期四进行。

我在BBC制作的《进食、断食和长寿》（*Eat, Fast and Live Longer*）纪录片记录了这个实验，也就是本书所说的轻断食。BBC电视台在2012年8月伦敦奥运会期间播出了这个节目。当时媒体疯狂报道奥运，我以为自己的纪录片不会引起注意，不料却掀起了轻断食热潮。有超过250万位观众收看了该节目，另外有数十万人通过YouTube视频网站收看。我的推特账号因为流量太大而无法正常打开，我的粉丝人数一下子翻了三倍，大家都想尝试我的轻断食减肥方法，纷纷问我该怎么做。

报社也报道了，有《泰晤士报》《每日电讯报》《每日邮报》

---

① 为方便起见，本书的热量单位统一用卡路里（calorie）来表示。其与国际单位的换算公式为：1大卡（千卡）=4184焦耳。

《周日邮报》等。不久，更登上世界各地的报纸：纽约、洛杉矶、巴黎、马德里、蒙特利尔、伊斯坦布尔、新德里。线上粉丝团也纷纷成立，大家分享轻断食食谱及经验，在论坛畅谈轻断食。开始有人在马路上拦下我，告诉我他们使用轻断食的成效斐然。他们也寄电子邮件提供经验谈。寄件者中，医师的数量惊人。他们跟我一样，最初觉得怀疑，却一试见效。也开始建议自己的病人试试。他们想要相关资料、食谱、科学研究的细节，以便详细检阅。他们希望我写书。我拖拖拉拉，最后终于找到咪咪·史宾赛与我合作，我喜欢她、信任她，她对食物有深入的知识。这本书就是这样来的。

## 麦克尔的背景

我在伦敦的皇家免费医院（Royal Free Hospital）接受医学训练，通过医学考试后，我进入BBC电视台，成为储备的助理制作人。二十五年来，我为BBC制作过许多科学类和历史类的纪录片，一开始在幕后，后来走到台前。我是《证明终了》（*QED*）、《相信我，我是医生》（*Trust Me, I'm a Doctor*）、《超级人类》（*Superhuman*）的执行制作人。我的合作对象包括约翰·克立兹[1]、

① John Cleese，英国演员、作者、影片制作人。

杰瑞米·克拉森[①]、罗伯特·温斯顿教授[②]、大卫·艾登伯乐爵士[③]。

BBC及探索频道的许多节目由我策划并担任执行制作人，包括《庞贝：最后一天》（*Pompeii: The Last Day*）、《超级火山》（*Supervolcano*）、《克拉卡托：毁天灭地的火山》（*Krakatoa: Volcano of Destruction*）。身为主持人，我在BBC主持十几个系列节目，包括《另类医学》（*Medical Mavericks*）、《鲜血淋漓：外科手术史》（*Blood and Guts*）、《麦克尔·莫斯利的体内大奇航》（*Inside Michael Mosley*）、《科学故事》（*Science Story*）、《年轻人》（*The Young Ones*）、《人体奥秘》（*Inside the Human Body*）、《运动的真相》（*The Truth About Exercise*）。我正在制作三个新的系列节目。BBC的《终极大秀》（*The One Show*）的科学主题经常由我主持。我赢过许多奖项，包括英国医学协会的年度医学记者。

---

① Jeremy Clarkson，英国播音员、记者、作者。
② Robert Winston，英国教授、医生、科学家、电视主持人，也是政治人物。
③ David Attenborough，英国播音员、博物学者。

## 咪咪　史宾赛的动机：女性的观点

我答应替《泰晤士报》写一篇关于麦克尔《地平线》节目的主题报道那一天，便开始轻断食。那是我第一次听说轻断食的观念。二十年来，我都以挑剔的眼光检视时装业、美容业、节食产业的种种花招，轻断食却立刻令我怦然心动。我曾经节食减肥，哪个四十几岁的女人没有节食过呢？但每次都不出几星期便丧失信心，又胖回原状。其实我从来没有超重，但我一直想减掉怀孕时蹦出来却甩不掉的恼人肥肉，只要能减掉三至五公斤，我就满意了。我试过的节食方法总是不容易贯彻，难以执行，枯燥无味，煎熬万分，没得通融，严重干扰生活，将生活乐趣消灭殆尽，只留下一些残渣。没有哪一种节食法可以落实到我的生活中，总是不能与我身为母亲、职业女性、人妻的身份完美结合。

多年来，我都说傻子才会节食，节食的种种限制剥夺了原本生活的快乐，因此必败无疑，但轻断食马上令我眼睛一亮。不但科学证据充足，极具说服力，而且医学界给予正面的评价。麦克尔及其他人的实践成绩卓越，令我很惊讶。麦克尔在《地平线》的纪录片中说：“这是剧变的开端……说不定可以大幅提升全国人民的健康水平。”

我迫不及待地想要试试，找不出不立刻进行的理由。

自从我撰写《泰晤士报》专题报道的那一个月以来，我都相信轻断食的好处。其实，我四处向人宣扬，我现在仍然进行轻断食，但全然不觉得自己在节制口腹之欲。刚开始时，我的体重是59.87公斤。身高170.18厘米，身体质量指数是21.4，在合格范围。本书撰稿的时候，我54公斤，身体质量指数19.4。我如释重负。我感觉轻盈、苗条、有活力。轻断食是我每周生活的一部分，毫不费力便能办到。

执行轻断食六个月以来，我的精力更充沛，皮肤弹性更好，肤质更剔透，对生活更热情。而且，我一定要告诉各位，我现在换了小一号的新牛仔裤。以往，每年夏季快到时我都为了不敢穿比基尼而苦恼，现在再也不必担心了。但或许更重要的一点是，我了解轻断食的长期效益，我是在庞爱自己的身体及大脑。这是很私人的心得，却是值得昭告天下的心得。

## 咪咪的背景

我在全英国发行的报纸杂志撰写时尚、饮食、体型的文章已有二十年，从《Vogue》起家，接着是《卫报》《观察家报》《伦敦标准晚报》，也是2000年的英国年度时尚记者。我目前为《周日邮报之你志》（*Mail on Sunday's You*）写专栏，也常替《周六泰晤士报》写专题报道。

2009年，我写了《减肥前要做的101件事》（*101 Things to Do Before You Diet*），归纳我尝试各种流行减肥法的气馁经验，每种方法似乎都注定失败。

这二十年来我接触过的减肥方法中，只有轻断食让我在瘦下来之后不反弹。至于抗衰老的健康益处，更是得来全不费工夫。

## 轻断食：引爆瘦身革命

我们都知道，对许多人而言，标准的饮食建议根本无效。轻断食是颠覆想象的另一条路，日后说不定可以帮助我们改写对饮食及减肥的想法。

· 轻断食要求我们不要只思考自己的饮食，也思考摄取的时机。

· 没有复杂的规矩要遵守。做法有弹性、简单明了、执行容易。

· 不用天天跟热量搏斗，完全没有一般节食计划的无趣与挫败，也不会破坏生活的品质。

· 没错，你得断食，但这却不是你认知中的那种断食。不论哪一天，都不会“饿死”你。

· 在大多数时候，照样享用你热爱的美食。

· 体重一旦下降，只要遵循根本的轻断食计划，就不会反弹。

• 减肥只是轻断食的一项益处。真正的益处是可长期改善健康：降低许多疾病的风险，包括糖尿病、心脏病、阿尔茨海默症、癌症。

• 你很快便会明白这不是一种节食的方式。这远远超越了节食：这是可以长期实行的健康长寿之道。

现在，想必各位很想了解我们怎么敢下这种惊人之语。在下一章，麦克尔会解释轻断食有效的科学根据。

# 第一章

# 轻断食的科学

◇我以为断食会让我精神涣散，不能专心，却发现感官更敏锐，思路更清晰。

◇许多初步证据显示，定期短暂的断食会引发长期的变化，有助于防范老化和疾病。

◇在断食的最初24小时，体内会出现重大的变化。

◇与天天节食相比，间歇式断食看起来是另一种安全又可行的减肥方法，体重也能维持轻盈。

◇研究显示，断食可以改善情绪，保护大脑，避免记忆力下降及认知能力变差。

◇间歇式断食不光是有益大脑，也能改善身体的其他状态，诸如心脏、血液、患癌风险，健康效果都可以测量出来。

◇我们让健康的被试者经历饱足与饥饿的循环，结果改善了他们的新陈代谢。

◇断食的时间不论长短，都能降低IGF-1（类胰岛素一号生长因子）的浓度，进而降低多种癌症的风险。

◇我减轻了约9公斤，BMI及体脂率都符合标准。我得添购细一点的皮带和较紧的长裤。

## 轻断食的研究初衷

对大部分的野生动物来说，三餐不济是生活的常态。远古的人类祖先很少一天进食四五次。他们猎捕动物，狼吞虎咽，优哉游哉，然后长时间没有食物。我们的身体及基因，就是在食物匮乏但偶尔可以大吃的环境中进化的。

当然，如今的世道天差地别。我们频繁地进食，自愿暂时放弃食物，进行断食，似乎极为奇怪，更别提这么做好像有害健康。我们大部分人认为一天应该至少吃三顿正餐，两餐之间的空当还要享受扎实的点心。在正餐与点心之外，我们也吃个不停：在这边喝一杯加了很多牛奶的卡布其诺，在那边吃一块饼干，或许基于“健康”的考虑来一杯水果汁。

很久以前，父母教导小孩“正餐之间不要吃东西”。那个年代已经过去了。在一份最近的美国研究中，研究员比较了两万八千位儿童与三万六千位成人最近三十年的饮食习惯，结果在研究员含蓄地称为“饮食活动”之间的空当，平均缩短一小时。也就是说，最近几十年来，我们“没在进食”的时间锐减。20世纪70年代，成人进食的间隔约为四个半小时，并要求儿童在两顿正餐之间的四小时左右不吃东西。现在，成人降到三个半小时，儿童降到三小时，这还不包括饮料及小点心。

“少量多餐更健康”的观念，一部分来自零食厂商及时尚的减肥书，但也是因为医学界的支持。他们主张少量多餐比较好，是因为这么做不容易因为饥饿而大啖高脂的垃圾食物。我能够理解他们的论点，也有一些研究显示少量多餐有益健康，但前提是没有因此摄取过量的饮食。可惜，在现实世界中，每餐过量却是实际的情况。

在上述的研究中，作者们发现与三十年前相比，我们每天多摄取约180大卡，大部分来自含牛奶的饮料、果汁、碳酸饮料，我们的正餐也吃得更多，平均每天多出120大卡。也就是说，我们没有因为吃点心而减少正餐的分量，食欲反而更旺盛。

如今，整天吃吃喝喝已经是我们的常态，也认为生活本该如此，若是提出反其道而行其实有好处，简直是骇人听闻。我第一次的断食经验，让我对自己、对自己的信念，以及对食物的态度都有出乎意料的发现。

- 我发现自己经常在没必要的时候进食。我吃，只是因为东西就在那里，不吃白不吃，因为我担心自己稍后会饿，或纯粹出于习惯。
- 我以为饿了以后，饥饿感会不断攀升，直到忍无可忍，埋头狂吃大桶冰激凌。但我发现饥饿感会消退，只要彻底饿过一次，就不会再害怕饥饿的感觉了。

- 我以为断食会让我精神涣散，不能专心，却发现感官更敏锐，思路更清晰。
- 我本来怕自己会不会一直觉得濒临昏倒，事实证明，身体的适应力惊人，我访谈过的许多运动员都拥护在断食时进行运动练习。
- 我害怕断食会难如登天。其实不难。

尽管大多数宗教几乎都倡导断食（锡克教例外，但如果是为了医疗，他们确实允许教徒断食），但我一直以为那主要是为了考验个人的意志力及信仰的虔诚度。我看得出断食有锻炼灵性的潜在好处，却非常怀疑对健康的效益。

也有一些重视保健的朋友这些年来一直鼓励我断食，他们向我解释，断食可以“让肝脏休息”，还能“排毒”。在我这个受过医学训练的怀疑论者看来，这两个解释都完全没有道理可言。我记得一位朋友在断食两周后告诉我，他的尿液发黑，证明身体正在排毒。我则认为那证明了他是一个无知的人，不论断食如何影响他的身体运作，都一定很伤身。

我在前面提过，当初会尝试断食是因为我步入中年、血糖高、轻微超重，除了这些个人因素，我愿意断食也是因为以下的这些科学证据。

**断食与毒物兴奋效应**

不同的研究员给了我不同的启发，但有一位特别引起我的注意。他就是美国马里兰州贝什斯达美国国家卫生研究院老化研究所的马克·马特森（Mark Mattson）博士。几年前他与艾德华·卡拉布瑞兹（Edward Calabrese）在《新科学家》（*NewScientist*）杂志共同署名发表的文章，标题是《少量毒素有益健康》（*When a little poison is good for you*），真的令我在惊愕之余开始深思。

“少量毒素有益健康”的说法鲜活地描述了毒物兴奋效应（hormesis）的理论：适当的压力或毒素可以使一个人或任何生物变得更强壮。毒物兴奋效应不仅是另一种形式的“军队把男孩变成男人”，也是目前广获各界认同的细胞运作方式的生物学解释。

举个简单的例子：运动。跑步或举重实际上会破坏肌肉，导致肌肉轻微撕裂。但只要运动不过量，身体的反应就会是修复肌肉，而且是修复得比原本更强壮。

蔬菜是另一个例子。我们都知道蔬果多多益善，是因为蔬果含大量的抗氧化物。抗氧化物有益健康，则是因为可以清除在体内四处作乱的危险自由基。这条解释“蔬果为什么有营养”的说法举世公认，却几乎完全错误，或至少是不够全面。蔬果的抗氧化物浓度跟蔬果给我们的显著健康效益，根本不成比例。不仅如此，长期实验显示，从植物萃取抗氧化物，浓缩后充当保健食品给人服用，其健康效益令人存疑。直接从胡萝卜摄取β胡萝卜素的健康效益毋庸置疑。但是从胡萝卜萃取β胡萝卜素，再给癌症患者当营养品，却可能会导致他们的病情恶化。

蔬菜对人体很健康的真实原因可能跟我们想的截然不同，一条线索是从毒物兴奋效应来剖析真相。

思考一下这个明显的谜题：在野外，苦味通常代表有毒，应该避免食用。植物会制造各式各样的植物化学物（phytochemicals），有些植物化学物的作用是天然杀虫剂，以避免像我们这样的哺乳动物食用它们。这些植物的苦味摆明了是警告：“离我远一点。”因此，从进化的观点来看，我们应该讨厌并回避有苦味的食物。尽管如此，有些特别有益健康的蔬菜，例如甘蓝、花椰菜、青花菜及其他的十字花科蔬菜，却苦到很多人在成年之后依旧不爱吃。

这个谜题的解答是，这些蔬菜的苦味，来自具有潜在毒性的化学物质。这些化学物质在蔬菜中的含量很低，不具致毒性，不会伤害人体，反倒是会引发压力反应，启动人体中负责保护及修复身体健康的基因。

## 断食对身体的积极影响

一旦从这个角度来探讨真相，便会醒悟，许多我们一开始觉得困难的事情，例如食用苦味的蔬菜、跑步、间歇式断食，其实都不会伤身。做这些事造成的痛苦，似乎正是健康效益的一部分。长期挨饿显然非常不利于健康，但这并不表示短时间的断食就会有丝毫伤身。事实正好相反。

美国南加州大学长寿研究所（Longevity Institute）所长瓦尔特·隆戈（Valter Longo）博士清楚地让我明白这一点。他的研究重心在于老化的成因，尤其是如何避免罹患跟老化有关的疾病，诸如癌症和糖尿病。

我去见瓦尔特不仅因为他是世界级专家，也因为他热心地答应担任我的断食导师兼顾问，为我指点迷津，并监督我完成了第一次断食体验。

瓦尔特长年研究断食，并且身体力行。他依据自己的研究成果生活，遵循祖父母在意大利南部的低蛋白质、大量蔬菜的饮食传统，活得精力充沛。他祖父母住在意大利老年人口比例特别高的地区，或许不是巧合。

除了严格遵守饮食的规范，瓦尔特也不吃午餐，以维持轻盈的体重。此外，他每半年左右就做一次长达几天的断食。看到这样一位高瘦有活力的意大利人，最能鼓舞准备断食的人了。

他对断食充满热情，主要是因为根据他及其他人的研究显示，断食的健康效益不胜枚举，而且可以测量。他向我解释，即使停止进食的时间很短暂，也能启动不少所谓的修复基因（repair genes），带来长期的益处。他告诉我："许多初步证据显示，定期短暂的断食会引发身体长期的变化，有助于防范老化和疾病。让一个人去断食，24 小时后整个人就不一样了。即使服用很多强效的药物，效果也大大不如断食。断食的妙处在于一切效益都是自然出现的。"

## 断食与长寿

早期，断食效益的长期研究几乎都用啮齿动物做实验。这些研究对断食的分子机制提供了重要的信息。

在1945年的一项早期研究中，实验鼠的断食频率分为每四天断食一天、每三天断食一天、每两天断食一天。研究员发现，断食的老鼠寿命比对照组更长，越常断食的老鼠越长寿。他们也发现断食的老鼠体型正常，不像永久限制热量的老鼠发育不良。之后的许多研究都确认了断食的价值，至少啮齿类的动物实验是如此。但断食为什么有好处？机制是什么？

瓦尔特以自己的基因工程鼠做实验，这种老鼠叫作侏儒鼠或拉容鼠（Laron mice），他很殷切地让我看了老鼠。这些老鼠虽然小，却是哺乳动物中的长寿冠军。

一般老鼠活不了那么久，寿命大概是两年。拉容鼠的寿命将近两倍，若是同时限制热量的摄取，很多都能活到将近四岁。以人类来说，等于接近170岁。

拉容鼠不但长寿，更耐人寻味的是，在超级长寿的生命中几乎都健健康康。它们似乎不太会罹患糖尿病或癌症，死亡时，多半是自然因素。瓦尔特告诉我，解剖时通常根本找不到死因。它们似乎是单纯地突然死亡。

这些老鼠长得小巧又长寿，是因为它们经过基因改造，身体不会回应一种叫作IGF-1（类胰岛素一号生长因子）的激素。IGF-1正如其名，对于全身细胞几乎都有促进成长的效用。也就是说，它让细胞随时保持活跃。在小时候及发育期间，你需要适量的IGF-1与其他的成长要素，但长大后，如果IGF-1的浓度居高不下，则会加速老化及癌症的发病率。瓦尔特说得好，那就像开车时一直踩着油门，全程都在飙车。“想象一下，如果你不偶尔送车子进厂维修，更换零件，只是一个劲地行驶。到最后，车子一定会坏掉。”瓦尔特专门研究怎样将行驶时间拉到最长，尽量保持高速，同时享受人生。他认为答案是定期断食。因为断食有益健康的机制之一，正是让身体减少制造IGF-1。

IGF-1是许多老化疾病的关键，证据不但来自拉容鼠之类的基因工程老鼠，也来自人类。最近七年，瓦尔特都在研究厄瓜多尔罹患拉容氏症候群的村民，也称拉容氏侏儒症。这是一种极为罕见的基因缺陷，全世界患者不到350人。拉容氏症候群患者的生长激素受体（growth hormone receptor, GHR）畸形，体内IGF-1的浓度也非常低。以基因工程打造的拉容鼠也有类似的生长素受体畸形。

罹患拉容氏症候群的村民通常极为矮小，很多人不到122厘米。但他们最令人惊讶的特征是他们跟拉容鼠一样，似乎不会罹患糖尿病、癌症这些常见的疾病。

事实上，瓦尔特说尽管已经研究了很多年，但他还没发现拉容氏症候群的患者死于癌症，一个都没有。可是患者的亲属，那些来自相同的家庭但没有拉容氏症候群的亲人，确实会得癌症。

可惜，IGF-1不能揭开长生不死的秘密。拉容氏症候群患者不像拉容鼠那样特别长寿。他们的确很长寿，但不是极为长寿。瓦尔特认为或许是他们情愿享受人生，没有特别关心自己的生活习惯。“他们抽烟，摄取高热量的饮食，他们会对我说：‘有什么关系，反正我免疫。’”

瓦尔特认为他们情愿随心所欲地生活，在85岁过世，不想小心翼翼地过日子，活到也许100岁以上。他很想说服一些患者采用健康的生活方式，看看结果如何，但他知道，自己活不到结果出炉的那一天。

### 断食与基因修复

除了降低体内的IGF-1浓度，断食也能够启动不少修复基因。目前原因不明，但从进化的角度推测，原因可能是：只要我们有充足的食物，身体优先考虑的就是追求身体成长、性爱、繁衍后代。大自然对我们没有长期计划。大自然不想将资源浪费在我们的老年。一旦我们繁衍了后代，我们就没有存在的价值。因此，假如你决定断食会怎样？身体的初步反应是惊讶。身体会向大脑发送讯号，提醒你肚子饿了，催促你出去觅食。但你忍着不吃。接着，身体会判断既然你的进食量及进食频率都比平常少，你必然面临了饥荒。在以往，饥荒是很常见的。

遇到饥荒时，没道理将能量耗用在成长或性爱上。身体最明智的抉择是将宝贵的能量用在自我修复，维持你的健康，直到丰饶的日子再度降临。结果，你的身体除了停止继续踩油门，也在细胞层次启动修复机制，就像送车子进厂维修一样。身体命令小小的基因技师全员出动，执行之前一直延期进行的紧急维修任务。

限制热量摄取的效果之一，是启动自体吞噬（autophagy）的过程。自体吞噬，就是身体分解老旧细胞与疲惫细胞，予以回收利用的过程。就像汽车，如果想保持优良的车况，拆换损坏或老旧的零件是必要的程序。

瓦尔特认为，身体质量指数超过25的人，多半都可以从断食中受益。但他也认为，如果你打算断食一天以上，就应该到合格的断食中心进行。他说："长时间断食是很激烈的手段。如果做得好，身体将获益匪浅。但做得不好的话，也会造成严重的伤害。"进行持续数日的长时间断食，血压会降低，新陈代谢率会大幅改变。有的人会昏厥。虽然那不常见，但的确可能发生。

瓦尔特研究领域的其中一个，恰是断食对癌症的影响，效果最佳的似乎正是长时间断食，而不是间歇式断食。他指出，第一次断食几天，可能有点难受。"身体习惯了高浓度的葡萄糖和胰岛素，需要一点时间才能适应。但迟早会挺过去的。"听到"迟早"一词，我觉得头皮发麻，但那时候，我知道自己必须试试看。这是一个挑战，我觉得自己能赢。大脑对抗肚皮，根本不成问题。

# 轻断食的前身

## 四天的断食体验

在展开轻断食之前尝试长时间的断食，我觉得其实没必要，也不是特别感兴趣。前文提过，24小时以内的断食没有什么危险，但长时间断食的确有风险。

我决定断食四天，是因为我知道有专家指导我。在我跟瓦尔特见面之前，我测量过我的IGF-1，浓度算高。他和气地告诉我，不算超级高，但属于合理范围内偏高的水平。

IGF-1浓度高，可能与几种癌症相关，包括我父亲罹患的前列腺癌。四日断食能改变什么吗？

我知道开头几天可能不好受，但挺过去之后，瓦尔特说，让人感到愉悦的化学物质会汹涌而出。更棒的是，第二次断食的难度会降低，因为身体和大脑会记得第一次断食的经验，了解我面对的情况。

决定尝试长时间断食之后，接着便得决定断食的难度。很多国家有断食的传统。

俄国人似乎喜欢挑战高难度。他们的断食是全面断绝食物，只喝水、洗冷水澡和运动。德国人则偏好温和的断食。如果你去德国的断食中心，一天大概能吃200大卡的食物，住宿环境也很舒适。

我希望提高断食的成果，所以我去了一家英国断食中心。我一天摄取25大卡，不洗冷水澡，只试着正常工作。

于是，在一个温暖的星期一傍晚，我最后一次大快朵颐。我吃了牛排、薯条、沙拉，配啤酒，是非常饱足的一餐。当我醒悟到随后四天只能喝水、无糖的红茶及咖啡，每天只能喝一小碗低热量的汤，我就感到惊恐。

虽然别人已经跟我解释过，我自己也看过资料，但在展开断食之前，我依然暗自担心饥饿感会不会节节上升，啃噬我的内心，直到我终于举白旗，狂奔到蛋糕店。开始断食的24小时就如同瓦尔特的预测，痛苦万分。但他也预测我会渐入佳境，不会越来越难捱。饥饿确实来袭，有时闹得我心神不宁，但只要我保持忙碌，饥饿感肯定会消退。

在断食的最初24小时，体内会出现重大的变化。在几个小时内，血液中流通的葡萄糖会消耗完毕。如果不用食物补充，身体便会动用糖原（glycogen），亦即稳定存放在肌肉及肝脏中的葡萄糖。

只有到了糖原也用掉后，身体才会真的开始燃烧脂肪。实际的情况是脂肪酸在肝脏中分解，产生一种称为酮体（ketone bodies）的物质。现在，大脑用酮体代替糖原，作为能量来源。

断食的头两天可能会身体不适，是因为身体和大脑的燃料必须从用惯了的葡萄糖及糖原，改为酮体。由于身体不习惯使用酮体，所以可能闹头痛，但我没有。也可能失眠，但我也没有。我在断食过程中最大的障碍很难用言语形容，其实就是有时候觉得“不舒服”。这已经是最精准的描述了。我没头昏，只是觉得好像哪里怪怪的。

我的确偶尔感到饥饿，但大半时候心情愉悦得出乎意料。断食第三天，让人觉得身心安康的激素解救了我。

到了星期五，亦即断食的第四天，眼看断食即将结束，我几乎感到失落。只是几乎。尽管瓦尔特警告我，在断食结束后立刻大吃大喝并不明智，但我还是准备了一盘培根煎蛋。不料，才吃几口就饱了。我真的不需要吃更多，连午餐都省略了。

那天下午，我再次测量自己的身体水平，发现体重减少不到一公斤，其中一大半是脂肪。我也很高兴血糖浓度大幅降低，原本偏高的IGF-1也下降不少。事实上，降了将近一半。这些全是好事。我减掉了一些脂肪，验血报告很完美，我也发现原来饥饿感不至于失控。这些变化让瓦尔特非常开心，尤其是下降的IGF-1水平，他说这能大幅降低我罹患癌症的风险。但他也警告我，如果我恢复原本的生活方式，这些变化将不会持久。

瓦尔特的研究指出，典型的高蛋白质饮食令IGF-1浓度变高。我知道鸡鸭鱼肉之类的食物有蛋白质，但我很讶异牛奶的蛋白质竟然那么高。我几乎每天早上都喝一杯含有脱脂奶的拿铁咖啡。我以为既然是脱脂奶，就应该很健康。可惜，虽然脂肪含量变低，大杯拿铁仍然含有大约11克的蛋白质。于是，我醒悟到以后得戒掉拿铁了。

长时间断食是一个减肥的方法。我尝试前述的四日断食主要是好奇。我不建议读者这样减肥，因为效果不持久。除非搭配积极的运动，否则，长时间断食的人不但脂肪会减少，肌肉也会减少。然后，在断食结束后（迟早必须停止），他们便得面对马上反弹的风险。

幸好，做法没那么激烈的轻断食，亦即本书的主题，则可带来稳定的减肥，效果持久又不会导致股肉减少。

### 隔日断食

隔日断食（alternate-day fasting, ADF）是研究最广泛的短期断食之一。隔日断食一如其名，每隔一天就停止进食一天，或只摄取少量的食物。以人类为实验对象进行隔日断食研究的学者不多，其中一位是芝加哥伊利诺斯大学（University of Illinois）的克丽丝塔·瓦乐蒂（Krista Varady）博士。她研究的断食方式也称为改良版隔日断食（alternate-daymodified fasting, ADMF）。

克丽丝塔苗条、迷人又风趣。我们在一家传统的美式餐馆见面，我内疚地享受汉堡和薯条，听克丽丝塔介绍她最近用人类志愿者进行的实验。在断食日，男性一天可摄取约600大卡，女性是500大卡。在她的断食规划中，所有的热量一次摄取完毕，通常是午餐。在进食日，则是爱吃什么就吃什么。

克丽丝塔很讶异地发现，尽管进食日没有饮食限制，但被试者不会疯狂大吃。

“实验开始的时候，我以为他们会在第二天吃下175%的分量，完全补足少吃的部分，所以不会变瘦。可是大部分人吃了约110%，只比平常稍微多一点。虽然还没测量过，但我想应该是胃部尺寸的关系，得看胃能撑得多大。因为要吃下平时食量的将近两倍，其实相当困难。时间够久的话是可以把胃撑大，肥胖症的人胃部都变大了，一天可以容纳也许5000大卡的食物。假如突然间要吃下那么多食物，实际上很难。”

她在早期的研究中，要求被试者遵守低脂的饮食，但克丽丝塔想知道的是，如果允许被试者摄取典型的高脂饮食，隔日断食有没有效用。因此她请33位肥胖症的被试者进行八周的隔日断食，被试者大部分是女性。开始前，志愿者分为两组。一组摄取低脂饮食，吃低脂奶酪和乳制品、极瘦的肉类及大量蔬果。另一组可以吃高脂的意大利千层面、比萨等一般美国人的日常饮食。美国人的日常饮食中，约有35%～45%是脂肪。

克丽丝塔说，结果出乎意料。研究员跟志愿者都以为低脂饮食组的减肥成绩会胜过高脂组。可是研究发现恰恰相反。高脂饮食的志愿者平均减轻5.59公斤，低脂组减轻4.19公斤。两组被试的腰围都少了约2.75英寸[①]（约为7厘米）。

克丽丝塔认为主要原因是执行的难易度。可以偶尔摄取高脂饮食的志愿者，比只准吃低脂食物的人更能遵守规定，纯粹是因为他们觉得伙食好多了。而且，不光是减轻体重，两组的低密度脂蛋白胆固醇（LDL cholesterol，俗称坏胆固醇）及血压都降低很多。这表示他们罹患心血管疾病、心脏病、中风的风险都下降了。

克丽丝塔不鼓励大家恣意大啖垃圾食物。她很希望隔日断食的人提高蔬果的摄取量。克丽丝塔恼怒地指出，医学界倡导大家拥抱健康的生活方式已经数十年，但照办的人实在不够多。她认为，营养师应该将大家的实际生活方式纳入考虑，不要只想着建议大家怎么生活最健康。

间歇式断食的另一项重要优点是似乎不会减少肌肉，但一般限制热量的减肥方式则会让肌肉变少。克丽丝塔不清楚原因，她打算继续研究下去。

### 两日断食

隔日断食的缺点是每隔一天就得禁食一次，这也是我兴趣不大的

① 1英寸约等于2.54厘米。

原因。以我的个人经验，这可能造成社交上的困扰，也很伤感情。因为你每个星期的断食日不固定，亲友跟其他人很难摸得清楚哪一天是你的断食日，哪一天是进食日。

我跟克丽丝塔的实验对象不一样。首先，我的体重问题不严重，所以我担心瘦得太快。也因此，在浅尝隔日断食之后，我决定改成一星期断食两天。这部分会在本章稍后的部分讨论。

这时候，我想可以参考自己的断食经验，加上过去几个月有数百人用电子邮件和我分享的大量经验。但两日断食的人体研究效果又如何呢？

英格兰曼彻斯特的威森萧伊医院（Wythenshawe Hospital）创世纪乳腺癌预防中心（Genesis Breast Cancer Prevention Centre）的营养师蜜雪儿·哈维（Michelle Harvie）博士在女性志愿者的协助下进行过很多研究，评估两日断食对人体的影响。在最近的一项研究中，她将115位女性分为三组。一组必须遵守1500大卡的地中海式饮食①，同时鼓励她们避免高脂食物及饮酒。另一组每星期正常进食五天，但另外两天则是650大卡的低碳水化合物饮食。最后一组每星期有两天不能吃碳水化合物，但不限制热量。

三个月后，两日断食的女性平均减少4公斤，几乎是全程限制热

① 地中海式饮食，指简单、清淡以及富含营养的饮食。这种饮食强调多吃蔬菜、水果、海鲜、豆类、坚果类食物，其次才是谷类，并且烹饪时要用植物油来代替动物油，尤其提倡用橄榄油。

量那一组的两倍，她们平均只减少2.4公斤。两日断食组的胰岛素抵抗（insulin resistance）也大幅改善。

蜜雪儿的研究重点是怎样改变饮食才能减少乳腺癌的发生率。肥胖及胰岛素抵抗，都是乳腺癌的危险因素。在创世纪网站（www.genesisuk.org），她指出，南曼彻斯特大学医院英国医疗保健信托基金会创世纪乳腺癌预防中心，研究间歇式断食已经六年有余，研究显示，每周两天减少摄取热量的益处不输给一般限制热量的饮食方式，而且效果可能更好。“目前，我们的研究结论是，与天天节食相比，间歇式断食看起来是另一种安全又可靠的减肥方法，体重也能维持轻盈。”

# 轻断食的回报有哪些

## 远远不止是瘦

简单来说，轻断食的做法是：你在一星期中选2天摄取500大卡或600大卡，其他5天的饮食不要严重过量，便能稳定减轻体重。

但有没有证据显示间歇式断食有减肥之外的作用？我最近看到一篇非常有趣的研究指出，进食的时机几乎跟饮食的种类一样重要。

在这份研究中，沙克生物学研究中心（Salk Institute for Biological Studies）的科学家给两组老鼠高脂的饮食。老鼠的伙食分量都一样，唯一的差别是一组老鼠没有限制进食的时间，想吃就吃，就跟我们一样。另一组老鼠则只有八小时的时间提供食物，亦即一天之内有十六小时它们被迫禁食。

一百天后，两组老鼠的健康差异极大。随时吃得到高脂食物的老鼠胆固醇变高，血糖也高，肝脏也受到损害。被迫每天禁食十六小时的老鼠虽然得到的伙食分量及伙食品质都一模一样，但变胖的情况却少很多（低28%），肝脏损害也温和多了。它们身体的慢性发炎也比较轻微，表示它们减少了罹患一些疾病的风险，包括心脏病、癌症、中风及阿尔茨海默症这些危险的疾病。

研究员对此的解释是进食的时候，胰岛素浓度会提高，身体便处于囤积脂肪的模式。只要禁食几小时，身体便能关闭囤脂模式，启动燃脂机制。因此，如果你是一只老鼠，且不时吃东西，身体便会不断制造脂肪、囤积脂肪，结果便是肥胖症及肝脏损害。

至此，希望各位跟我一样深信，断食不但好处多多，而且有助于减肥。在断食引起我的强烈兴趣之前，我便对这些说法略知一二，尽管我一开始心存怀疑，可是看到铁证如山，我也只能相信事实。

但其中一个研究却完全出乎我的意料：研究显示，断食可以改善情绪，保护大脑，避免记忆力下降及认知能力变差。这对我来说，是闻所未闻、出乎意料、极为振奋的信息。

## 保护大脑抗衰老

伍迪·艾伦[①]说得好："大脑是我第二喜欢的器官。"我觉得即使将大脑放在第一位也不为过，毕竟没了大脑，整个人就不能正常运作。大脑的重量大约为1.36公斤，是粉红中透着灰色的泥状物，稠度与木薯粉差不多，被喻为已知宇宙中最复杂的东西。大脑让我们可以

① Woody Allen，美国著名演员、电影导演。

大兴土木，吟诗作对，主宰地球，乃至认识自己，这是其他生物没有的能力。

大脑也是效能极为卓越的机器，能够执行大量繁复的思考、确保身体正常运作，却只需要一颗25瓦灯泡的能量。大脑通常弹性绝佳、适应力超强，也正是这样，大脑出毛病时才更令人难受。这我很清楚，因为我年纪越大，记性越靠不住。这些年来，我学了不少帮助记忆的秘诀来弥补记忆力，尽管如此，偶尔我还是得苦苦回想记不起的姓名和日期。但更恐怖的是，我害怕有朝一日，我会完全丧失记忆，罹患某种失忆症。我由衷希望让大脑保持巅峰状态，越久越好。幸好，断食能为大脑提供强力的保护。

我跟马克·马特森讨论了我的大脑的状况。

马克是美国国家卫生研究院老化研究所的神经科学实验室主任。在大脑老化的专业领域中，他是备受尊崇的科学家之一。我觉得他的研究非常鼓舞人心。他的研究显示，断食有助于对抗阿尔茨海默症、记忆力下降、记忆丧失之类的疾病。

尽管我可以搭出租车去他的办公室，但我选择步行。我热爱步行。步行不但燃烧热量，提振心情，还能帮助你保护记忆。通常，随着年岁增长，大脑会缩水，但一份研究发现，经常走路者的海马（hippocampus）会变大，海马是大脑记忆不可或缺的区域。在核磁共振影像中，经常走路的人跟整天坐着不动的人相比，大脑平均年轻两岁。

马克的父亲死于阿尔茨海默症。他告诉我，他研究阿尔茨海默症不是因为父亲的病。他开始研究阿尔茨海默症的时候，他父亲尚未被诊断出罹患该病。但父亲的病情，确实让他深入了解阿尔茨海默症患者大脑认知退化的处境。

全世界约有两千六百万人受到阿尔茨海默症的困扰，高龄人口越多，这问题就越严重。

我们迫切需要解决之道，因为阿尔茨海默症及其他形式的大脑认知退化一旦确诊，即使有可能减缓病情发展，却无法阻止必然的退化。病人的病情可能不断恶化，需要别人二十四小时照顾的时间可能长达好几年。到最后，连自己深爱过的人都可能不认得。

那断食有什么用？

马克跟瓦尔特·隆戈一样，带我去看实验鼠。他的老鼠跟瓦尔特的一样，经过基因工程的改造，但马克的老鼠则是改造成容易罹患阿尔茨海默症。我看到的老鼠必须穿过迷宫才能得到食物。有些老鼠轻松走出迷宫，有的却迷失方向，找不到路。这一类的任务，用意是找出记忆开始亮红灯的老鼠，它们很快就会忘记自己走过的迷宫通道。

这些以基因工程打造的阿尔茨海默症老鼠若是正常饮食，很快便会出现记忆问题。到了一岁时——相当于人类的中年，它们通常已经有明显的学习障碍及记忆问题。至于间歇式断食的老鼠（马克情愿把间歇式断食称为“间歇性的能量限制”），它们没有记忆减退迹象的时间往往可以高达二十个月。它们只有到了晚年，才真的开始退化。

换算成人类的岁数，相当于将出现阿尔茨海默症迹象的年龄从五十岁延后到八十岁。我知道自己情愿选择后者。

令人心惊的是，若是这些老鼠的饮食是典型的垃圾食物，它们记忆走下坡的年纪甚至比饮食正常的老鼠更早。“我们让老鼠摄取高脂、高糖的饮食，”马克说，“结果影响很大。这些老鼠早早就出现学习及记忆障碍，类淀粉样蛋白（amyloid）沉积变多，也更难在迷宫中找到路。”

也就是说，垃圾食物让这些老鼠又胖又笨。

在马克的断食老鼠身上，脑部的一个重大变化是一种称为BDNF（brain-derivedneurotrophic factor，大脑衍生神经滋养因子）的蛋白质产量提高。研究显示，BDNF可刺激干细胞变成海马中的新神经细胞。前文提过，海马是维持正常学习及记忆的关键大脑区域。

但断食为什么能刺激海马成长？马克指出，从进化的角度来看，这其实很合理。毕竟，在食物匮乏的时候，人就必须变得聪明机灵。“在食物有限的地区，记住哪里有食物、哪里有危险、哪里有掠食者等信息，对动物很重要。我们认为，以前的人若是能够在饥饿的时候提高认知能力，就有保住性命的优势。”我们不确定断食能不能刺激人类长出新的脑细胞。假如要确切厘清答案，研究员就得让志愿者间歇式断食，之后宰掉他们，取出大脑，寻找长出新神经细胞的迹象。

这种研究大概找不到志愿者吧。研究人员所做的研究是让志愿者断食，接着，以核磁共振影像观察他们的海马是否随着时间出现尺寸变化。

前文提过，这些技术曾经用在测量运动习惯——诸如走路，是否能增加海马的尺寸。希望未来会有类似的研究显示，一周断食两日的间歇式断食有助于学习及记忆。

附带一提，以单一一个样本数来看确实有效。我在轻断食之前做了一个复杂的线上记忆测验。两个月后重新测验，成绩的确提高了。有兴趣试试看的人，我推荐大家看这个网址：cognitivefun.net/test/2。

### 改善情绪抗抑郁

在我进行四日断食之前，瓦尔特·隆戈跟其他人都告诉我断食刚开始很难受，但一段时间后，情绪会变得愉悦，这的确与我的经历吻合。同样的，我很讶异地发现在间歇式断食期间，我感觉舒畅愉快。我本来以为断食会疲倦易怒，但却一点也不。情绪愉悦纯粹是心理作用吗？在间歇式断食期间减轻体重的人只是自我感觉良好吗？或者也涉及了体内的化学变化，造成情绪改变？

根据马克·马特森的研究，大家觉得间歇式断食比较容易做到，一大原因是间歇式断食对BDNF（大脑衍生神经滋养因子）的影响。BDNF似乎不仅能保护大脑抵御老化造成的心智衰退，而且能够改善你的情绪。

有许多长达数年的研究资料显示，BDNF水平的提高有类似抗抑郁药物的效果，至少对啮齿动物是如此。在一个研究中，研究员将BDNF直接注射到老鼠的大脑，发现效果跟按时服用典型的抗抑郁药物类似。另一项研究报告发现，以电击疗法治疗重度抑郁症患者之所以有效，至少有一部分原因是电击提高了BDNF的浓度。

马克·马特森相信，一周断食两天只要持续几周，BDNF浓度便会开始上升，抑制焦虑感，改善情绪。目前他没有可以充分支持这项主张的人体实验数据，但他正与志愿者合作，研究团队按时采集的样本之一便是脑脊液（cerebrospinal fluid，大脑及脊髓便是浸泡在这种液体中），以测量人体在间歇式断食期间的变化。要参与这项实验可得有点胆子，因为必须定期做腰椎穿刺，但马克向我指出，很多志愿者已经出现认知能力退化的早期迹象，因此，参与实验的动机非常强大。

马克积极研究间歇式断食的益处，大力宣扬，因为现在肥胖症如此猖獗，对大脑及社会都是隐忧，令他非常担心。他也认为如果你考虑尝试间歇式断食，越早开始越好："阿尔茨海默症患者因老化而出现认知能力的退化，但他们大脑的神经细胞与神经细胞中的分子其实很早就开始转变了，大概始于患者出现学习及记忆问题之前几十年。因此，调整饮食习惯务必要趁早，从年轻或中年时开始，就能减缓这些大脑变化的速度，让大脑在九十岁时依然能够正常运作。"

我跟马克一样，都相信短期限制食物的摄取对人类的大脑有益。

这个令人振奋的研究主题正在蓬勃发展，必然会有很多人兴味浓厚地关注。但间歇式断食不光是有益大脑，也能改善身体的其他状态，诸如心脏、血液、患癌风险，健康效果都可以测量出来。这便是我们现在要讨论的主题。

### 控制糖尿病，降低血糖

我决定尝试断食的一大原因，是我做的健康检查显示，我的心血管系统健康岌岌可危。虽然尚未出事，但已经在闪着黄灯警告我了。检验显示低密度脂蛋白胆固醇（LDL cholesterol，俗称坏胆固醇）的血液浓度高得令人心惊，空腹血糖值（fasting glucose）也很高。

要测量空腹血糖，必须一个晚上不进食，然后抽血。正常的理想范围是3.9～5.8mmol/L，而我是7.3mmol/L。虽然这还不算糖尿病，但数字高得危险。我们应该全力避免罹患糖尿病的原因不胜枚举，更别提这还会大幅提高心脏病或中风的风险。

空腹血糖是很重要的测验项目，因为这是胰岛素浓度的指标。

我们进食的时候，尤其是高碳水化合物的食物，血糖会升高，在肋骨下方，左肾旁侧的胰岛 β 细胞会开始大量释放胰岛素。葡萄糖是细胞的主要燃料，但身体不喜欢血液中的葡萄糖浓度太高。胰岛素是一种激素，它的任务是调节血液中的葡萄糖浓度，不能太高，也不能太低。胰岛素通常会非常精确地自行调节浓度。可是胰岛β细胞拼命制造胰岛素的话，就会出问题。

胰岛素能控制血糖，它从血液中汲取血糖，转化为稳定的糖原，储放在肝脏或肌肉中，视需求而释出使用。但很少有人知道胰岛素也能控制脂肪。它抑制脂肪分解作用（lipolysis），此作用可用来分解囤积的体脂肪。同时，它会强迫脂肪细胞接收并存放血液中的脂肪。也就是说，胰岛素过高也会让人变胖。高浓度的胰岛素会增加脂肪的囤积，浓度低则会消耗脂肪。

问题在于我们越来越习惯一直摄取大量的高糖分、高碳水化合物的食物及饮料，以至于身体必须释放越来越多的胰岛素，以应付激增的血糖。最后，胰岛β细胞为了应付需求，便会释放越来越大量的胰岛素，导致更大量的脂肪囤积，也提高了癌症的风险。当然，这种情况应该极力避免。如果胰岛β细胞持续制造胰岛素，细胞最后会反抗，不回应胰岛素。那很像在吼你的小孩，你可以不断斥责，但最后，小孩会干脆不听你的。

细胞迟早会停止回应胰岛素，血糖浓度就会永久居高不下，于是，你就成为全球两亿八千五百万Ⅱ型糖尿病患者的病友。全世界都面临这个快速恶化的严重问题。

最近二十年，糖尿病的患者人数增加了将近十倍，而且恶化速度没有减缓的迹象。

糖尿病患者因为血液循环差，患心脏病、中风、性功能减退、失明、截肢的风险都很高，糖尿病也跟大脑萎缩和阿尔茨海默症相关。实在不妙啊。

避免糖尿病的一个方法是多运动，避免食用会导致血糖激增、胰岛素浓度变高的食物，后文会有更多的说明。而证据显示，断食就能改善情况。

在一项2005年发表的研究中，八位健康的年轻人每隔一天断食一次，一次禁食二十小时，为期两周。按照规定，断食日的晚间十点之前可以进食，然后禁食到第二天晚上六点。其他时候则必须大吃，以确保体重不会下降。这项实验的目的是检验所谓的节俭假说（thrifty hypothesis），亦即我们是在有一餐、没一餐的年代完成进化，因此最佳的饮食方式便是模拟那个年代的生活。两周后，志愿者的体重及体脂肪结构维持不变，吻合研究人员的假设。可是，他们对胰岛素的敏锐度大为不同。也就是说，经过仅仅两周的间歇式断食，在血液中循环的胰岛素分量虽然一样，但现在志愿者储存葡萄糖或分解脂肪的能力都提高了很多。

研究人员欢欣鼓舞地写道："我们让健康的被试者经历饱足与饥饿的循环，结果改善了他们的新陈代谢。"他们补充说："据我们所知，这是第一份通过间歇式断食提高胰岛素对全身葡萄糖摄取及脂肪组织分解能力的人体研究。"我不知道间歇式断食对改善我的胰岛素敏锐度有什么影响，这项检验很难做，而且非常昂贵。我能确定的是间歇式断食对改善我的血糖水平成效卓著。我在间歇式断食之前的血糖浓度是7.3mmol/L，大幅超出3.9 ~ 5.8mmol/L的正常范围。上一次测验则是5.0mmol/L，仍然偏高，但绝对在正常范围内。

这种成效实在惊人。本来打算让我服药治疗的医生看到这种大逆转，也惊讶极了。医生们总是建议血糖高的病人要摄取健康的饮食，但效果通常微乎其微。间歇式断食说不定可以让全世界人民的健康出现翻天覆地的大逆转。

## 远离癌症

我父亲人很好，身体却不怎么好。他大半辈子都超重，六十几岁时除了糖尿病，还罹患前列腺癌。他动手术切除了前列腺癌症病灶，留下了令他困窘的泌尿问题。想想你也知道，我一点都不想步上他的后尘。

我在瓦尔特·隆戈的监督下尝试四日断食，发现原来大幅降低IGF-1（类胰岛素一号生长因子）并非不可能。希望如此一来，可以降低我罹患前列腺癌的风险。后来我发现，在间歇式断食之余，同时注意一下蛋白质的摄取量，我便能将IGF-1控制在安全范围内。成长、断食、癌症，三者之间的关联很值得一探究竟。

我们的身体细胞不停地复制，取代死亡、老旧、坏损的组织。只要细胞的成长速度不失控，那就没问题，但有时候细胞会变异，失控地成长，变成癌症。像IGF-1这种会刺激细胞成长的激素在血液中浓度若是很高，便可能提高患癌的风险。

癌症在恶化之后，一般的选择是手术、化学疗法或放射疗法。手术用在移除肿瘤，化学疗法及放射疗法则可用在毒死肿瘤。化学疗法及放射疗法的主要问题在于不分青红皂白，不但杀死肿瘤细胞，也一并杀死或损害肿瘤周围的健康细胞。而且特别容易伤害到分裂速度很快的细胞，比如发根细胞，所以在治疗之后头发往往会掉落。

前文提过，瓦尔特·隆戈证实了即使我们禁食的时间很短，身体也会放慢追求生长的步调，启动修复、求生模式，等待食物再度丰足的日子降临。这是正常细胞的情况。但癌细胞不管这一套，它们几乎从来就不受控制，不管环境怎样恶劣，它们照样自私地生根发芽。这种“自私”的特质是我们的机会。至少理论上是如此，如果你在化疗之前断食，便让你的正常细胞进入蛰伏状态，癌细胞则四处流窜，因此比较容易挨打。

在一份2008年发表的研究报告中，瓦尔特跟同事揭示了断食能“保护正常细胞对抗高剂量的化学疗法，但癌细胞则不受保护”。之后的另一份研究报告，则显示断食提高了多种癌症的化疗成效。跟许多研究一样，他们的实验对象是老鼠。但这些研究成果的潜在应用，并没有逃过一位行政法法官的法眼，她的名字是诺拉·昆恩（Nora Quinn），她在《洛杉矶时报》上关注到对此项研究的相关报道。

我去洛杉矶见诺拉。她是一位活跃的女性，有极冷的幽默感。诺拉初次发现异常是在一个早晨，她摸到乳房的皮肤下有一颗核桃大的肿块。据她的说法，当她沉溺在那是囊肿的幻想之后，她去看医生。医生切下肿块，交给病理学家化验。

“你生命的真实样貌，总是被病理学检测出来。”她这样告诉我。病理报告出炉后，上面说她有侵袭性乳腺癌（invasive breast cancer）。她做完了放射疗程，即将开始化学疗程，这时她在报纸上看到瓦尔特的老鼠实验报道。

她向瓦尔特求教，但瓦尔特拒绝了她，因为他没有做过人体实验。他不知道在化疗前夕断食的安全性，绝对不能鼓励诺拉这样的人尝试断食。

诺拉没有气馁，自己找资料，决定在第一次化疗的前、中、后断食七天半。我在完全健康的情况下断食四天就觉得很困难了，我很讶异她竟然办到了，但诺拉说也没那么难，是我自己没骨气。她的试验结果如下。

“进行第一次化疗后，我不太觉得恶心，却掉了头发，我还以为断食没效果。”第二次，她没有断食，只有中度恶心。“我心想，只为了免除中度恶心就断食七天半，实在不划算。我不断食了。”所以，第三次化疗的时候她没有断食。事后，她觉得自己错了。“我很不舒服。我没办法用言语形容那有多难受。我很虚弱，觉得自己被下毒了，我不能起身。我觉得很像在果冻里走路。实在惨到极点。”

消化道的细胞跟发根细胞一样需要不时替换，所以生长速度很快。化学治疗可能会杀死这些细胞，这是化疗导致病人严重不适的一个原因。

到了第四次化疗的时候，诺拉决定再度断食。这一次便轻松多了，恢复的状况良好。目前她没有复发癌症。

诺拉相信自己从断食中受益，但很难确定断食给她的帮助到底有多大，因为她没有参与严谨的医疗实验。不过，瓦尔特跟他在南加州大学的同事确实研究了她的经历以及其他十位也决定断食的癌症病患。他们全部报告在化疗后的不适减轻，较少出现严重的症状。包括诺拉在内的大部分人，血液检验也有了起色。例如，白细胞及血小板在断食时的复原速度，比没断食的时候快。

但诺拉为什么自己断食？为什么不在妥善的医疗监督下断食呢？她说："我由衷同意假如你要做跟我一样的疯狂事，确实应该要有医生的监督。但我要上哪找医生？医生们根本不会听我的话。"

诺拉的个人经历可能出差错，所以我不建议这种不符合常规的做法。但是，她的经历及其他九位癌症病人的相似经历的确启发了更多的研究计划。例如，瓦尔特跟同事最近完成了一项临床实验的第一阶段，研究在化疗前后进行断食的安全性，结果是安全的。下一个阶段是评估断食能不能带来可测量的有益变化。世界上至少有十家医院正在进行临床实验，或已答应参与。请上我们的网站www.thefastdiet.co.uk查看最新的研究状况。

断食的时间不论长短，都能降低IGF-1（类胰岛素一号生长因子）的浓度，进而降低多种癌症的风险。但还有什么证据显示间歇式断食可减少癌症风险？前文的创世纪乳腺癌预防中心的蜜雪儿·哈维博士已经研究这个主题一段时间了。

一份最近的研究是间歇式断食能不能减少妇女的乳腺癌风险。在这项研究中，她将一百零七位女性志愿者拆成两组。一组要摄取健康的地中海式饮食，但每天热量必须是1500大卡左右。另一组每周的总热量跟第一组差不多，但摄取的方式不一样。她们每星期中有两天只能摄取650大卡。六个月后，间歇式断食的这一组减轻的体重较多，平均在5.79 ~ 6.49公斤，空腹胰岛素及胰岛素抵抗降得更多，炎性蛋白（inflammatory protein）浓度也显著下降。这三个指标都显示，罹患乳腺癌的风险下降了。

哈维博士也认为，从预防癌症的观点来看，间歇式断食跟一般的减肥方式相比，优点在于间歇式断食让运送到乳房细胞的糖变少，这或许代表细胞分裂的次数随之下降，于是，转为癌细胞的概率也就下降了。

## 开始轻断食：我的个人经历

前文提过，我的断食初体验是在瓦尔特·隆戈的督导下进行的四日断食。尽管我的血液品质有所改善，尽管他热情地鼓励我，但我无法想象自己后半辈子都定期做长时间的断食。那么，接下来怎么办？在见过克丽丝塔·瓦乐蒂，认识了隔日断食（ADF）之后，我决定试试看。

但是不久之后，我发现隔日断食在身体上、社交上、心理上都太艰难。我需要比较固定的生活模式，我讨厌每次想跟朋友找一天吃晚餐都得先拿出月历，计算大半天后，才能确定自己能不能去。我也发现每隔一天就断食一次有点困难。我知道克丽丝塔的志愿者很多人都恪守规定，但他们是在参与实验，动机很强烈。这绝对是减肥的速效方式，可以大幅改变你的身体状况，但是不适合我。

于是我决定，尝试在一周中挑2天只摄取600大卡。我觉得这是合理的折中方案，重点是容易做到。

我试过一口气吃完全部的食物，但我发现如果不吃早餐，很快就会饥肠辘辘、暴躁易怒，可是距离午餐的时间却还很久。所以我将食物分为两份：一份适量的早餐，跳过午餐，一份清爽的晚餐。一周2

天。这种方式我觉得极容易办到。

我试验了几种不同形式的断食法，发现对我来说，这种一周5天正常饮食，挑选2天控制热量摄取的轻断食，最有效也最容易，既能够得到断食的益处，也是我能够持之以恒的饮食方式。

轻断食的做法参考了几种不同的间歇式断食方式，不是只依据某一个研究机构的研究成果，而是集各家之大成。

我决定在身体力行之前好好检查身体，以便了解这种饮食方式对我身体的影响。

以下是我接受的检验。血液检验结果（及其他前文提过的检验）是每升血中的毫克分子数量（mmol/L），这是英国的血液检验使用的单位。这个数字表示某个物质在一升血液中所含的分子数量。美国使用的单位及准则不一样。美国的检验结果单位是mg/dL，指每100毫升血液中有几毫克的某个物质。这两种单位的数字并不一样，在此我使用原始的数据。

你的医生应该会很乐意为你进行检查，并向你解释各项检查数字的意义。

## 站上体重计

在展开这场饮食冒险之前，第一个要测量的显然是体重。基本上，最好在每天同一个时间测量。相信各位都知道，一早起床的体重最轻。

### 体脂肪

体重计最好附带测量体脂的功能，因为减肥的一大重点是看到体脂比例下降。便宜的体重计其实不可靠，往往会低估实际的数值，给你虚假的安全感。尽管如此，这些体重计仍然可以精确测量到你的改变。也就是说，这些体重计可能在一开始说你有30%的体脂肪，而正确的数字则是接近33%。但是，这些体重计还是测得出你的体脂肪开始下降了。

体脂肪是用脂肪占总体重的百分比例计算的。体重计是以一种叫作阻抗（impedance）的系统为你测量体脂。它会发出微小的电流通过你的身体，然后测量电阻。肌肉及其他组织的导电性比脂肪高，如此便能估计体脂的比例。女性的体脂通常比男性高。男性的体脂肪如果超过25%，就算过重。女性则是30%。

唯一可以精确测量体脂肪的机器是双能X线吸收仪（DXA，dual energy X-ray Absorptiometry，旧称DEXA）。检验的价格昂贵，大部分人没必要做这种检验。

### 计算BMI

BMI（身体质量指数）能判断你是否超重。很多网站都可以替你计算BMI，例如nhlbisupport.com/bmi/。它不但替你计算，也告诉你数字的意义。BMI的一个争议点在于肌肉发达的人BMI也会很高。可惜，BMI高的人绝大部分不是因为肌肉多。

BMI计算公式：体重（kg）/身高的平方（$m^2$）。

### 调节腰围

BMI很好用，但不是预测未来健康的最佳参考。在一项追踪四万五千名妇女长达十六年的研究中，腰围与身高的比例是预测心脏病风险的绝佳参考。

腰围举足轻重，是因为最糟糕的脂肪是堆积在腹部的内脏脂肪。腹部是最不妙的囤脂部位，会导致发炎，糖尿病的风险也会高很多。要判断自己有没有内脏脂肪，用不着精密的仪器，只要一条软尺就行了。不论男女，腰围都应该低于身高的一半。大部分人会把腰围低估两英寸（约5厘米），因为他们参考的数据是长裤的腰身。请将软尺放在肚脐上测量腰围，请诚实。乐观主义的一个定义是憋着气站上体重计的人，但你骗不了人的。

## 血液检查

做例行健康检查的时候，应该能做标准的血液检验。

### 空腹血糖

我选择测量空腹血糖，因为即使你没有糖尿病的风险，这也是健康与否的重要参考数字，也能预测未来的健康。研究显示即使血糖提高的程度只有中等，心脏病、中风、长期消化问题的风险也会一并提高。理想状态下，也应该测验胰岛素敏感性，但那项测验很复杂又昂贵，因此我没有测。

### 胆固醇

医生帮我验了两种胆固醇：LDL（低密度脂蛋白）及HDL（高密度脂蛋白）。概括地说，LDL将胆固醇送到动脉壁，HDL则带走胆固醇。最好是LDL低一点，HDL高一点。一个评估方式是计算HDL在HDL及LDL的总和中所占的百分比，只要高于20%即可。

### 甘油三酯

这是血液中的一种脂肪，是身体储存热量的一种方式。浓度高的话，心脏病的风险会提高。

IGF-1

这项测验很昂贵，也不是每一位医生都能做。这是细胞更新速度的评估，因此用在评估癌症风险。这也是生理老化的指标。我想要知道轻断食对我IGF-1（类胰岛素一号生长因子）的影响。在四日断食后，我的IGF-1锐减，但一个月的正常饮食后便恢复原状。

## 我的体检数据

这是我在轻断食前的体检数据。

| | 我的数据 | 建议范围 |
|---|---|---|
| 身高 | 约180厘米 | |
| 体重 | 约85公斤 | |
| 身体质量指数 | 26.4 | 19～25 |
| 体脂率 | 28% | 男性为25%以下，女性为30%以下 |
| 腰围 | 36英寸 | 必须低于身高的一半 |
| 颈围 | 17英寸 | 男性低于16.5英寸（约42厘米），<br>女性低于16英寸（约40.6厘米） |

我没有肥胖症，但我的BMI及体脂比率都指出我超重。MRI（核磁共振成像）扫描显示我的脂肪大部分囤积在腹部，厚厚地包覆着我

的肝脏及肾脏，干扰各种代谢的管道通畅。

显然，脂肪不完全囤积在我的腹部，颈部也有不少。这表示我打呼，而且音量很大。颈围是判断你会不会打呼的重要指标。男性颈围超过16.5英寸（约42厘米），女性超过16英寸（约40.6厘米），就属于危险范围。

| | 我的数据 | 建议范围 |
|---|---|---|
| **糖尿病风险** | | |
| 空腹血糖 | 7.3mmol/L | 3.9～5.8mmol/L |
| **心脏疾病指标** | | |
| 甘油三酯 | 1.4mmol/L | 低于2.3mmol/L |
| HDL胆固醇 | 1.8mmol/L | 0.9～1.5mmol/L |
| LDL胆固醇 | 5.5mmol/L | 最高3.0mmol/L |
| **心脏疾病风险** | | |
| HDL占总胆固醇的比例 | 23% | 20%或更高 |
| **癌症风险** | | |
| 类胰岛素一号生长因子（IGF-1） | 28.6 nmol/L | 11.3～30.9nmol/L |

从数据来看，我的空腹血糖高得令人担忧。我仍然不算糖尿病，但我已经出现葡萄糖耐受不良（impaired glucose tolerance）的迹象，

或称糖尿病前期（prediabetes）。我的LDL实在太高，但我的甘油三酯低，HDL高，多少有点保护作用。尽管如此，我的整体状况却不佳。

我的IGF-1浓度也太高，表示细胞更新速度很快，癌症风险高。执行轻断食三个月后，我的体检大有起色，体检数据表格如下。

| | 我的数据 | 建议范围 |
|---|---|---|
| 身高 | 约180厘米 | |
| 体重 | 约76公斤 | |
| 身体质量指数 | 24 | 19～25 |
| 体脂率 | 21% | 男性为25%以下，女性为30%以下 |
| 腰围 | 33英寸 | 必须低于身高的一半 |
| 颈围 | 16英寸 | 男性低于16.5英寸（约42厘米），女性低于16英寸（约40.6厘米） |

我减轻了约9公斤，BMI及体脂率都符合标准。我得添购腰围细一点的皮带和较紧的长裤。我穿得下一件十年没穿的小礼服。我也不再打鼾，左邻右舍可能跟我太太一样开心不已。更棒的是我的各项血液指标都大有起色。

| | 我的数据 | 建议范围 |
|---|---|---|
| **糖尿病风险** | | |
| **空腹血糖** | 5.0mmol/L | 3.9～5.8mmol/L |
| **心脏疾病指标** | | |
| 甘油三酯 | 0.6mmol/L | 低于2.3mmol/L |
| HDL胆固醇 | 2.1mmol/L | 0.9～1.5mmol/L |
| LDL胆固醇 | 3.6mmol/L | 最高3.0mmol/L |
| **心脏疾病风险** | | |
| HDL占总胆固醇的比例 | 37% | 20%或更高 |
| **癌症风险** | | |
| 类胰岛素一号生长因子（IGF-1） | 15.9nmol/L | 11.3～30.9nmol/L |

我的太太克蕾儿也是一位医生，她很惊讶我的成果。她常常诊治血液检验结果跟我以前一样的超重病患，她说她给病患的所有建议都没有这种效果。

对我来说，我特别开心看到空腹血糖的变化及锐减的IGF-1浓度，这跟我四日断食后的效果一样。

可是，克蕾儿认为我瘦得太快，建议我缓一缓。所以，我决定进入保养期，一周只断食一天。除非是周末、假期或特殊场合，断食日我一般会略过午餐不吃。

结果，我的体重稳定维持在约76公斤，血液指标也保持良好。但我由衷认为仍然有改进空间，不久将恢复一周断食2天的做法，届时我会在博客发表成果。有兴趣的读者请上我们的网站www.thefastdiet.co.uk。

## 进行轻断食的最佳方式

先简单地复习前文。轻断食，就是短暂地严格限制你摄取的热量。轻断食的理由是希望借此“骗倒”身体，让身体以为你可能遇到了饥荒，必须从活跃、高速运转的状态切换到保养维修的状态。

身体用这种方式应付饥荒，是因为人类在有一餐没一餐的年代完成进化。我们的身体是设计来应付压力及冲击的，逆境会让身体更健康、更强壮。科学术语是毒物兴奋效应（hormesis），也就是说，你会越挫越勇。

轻断食的益处包括：

- 减轻体重。
- 降低IGF-1浓度，表示减少罹患与老化有关的疾病，例如癌症。
- 启动无数的修复基因，改善代谢，缓解压力。
- 让胰岛 β 细胞休息一下，之后，胰岛 β 细胞为了应对血糖提高而制造胰岛素的效能便会提高。胰岛素敏感度提高，肥胖症、糖尿病、心脏病、认知能力下降、癌症的风险也会下降。

· 整体说来，可以提升你的心情及身心安适的感觉。这可能是因为大脑提高了神经滋养因子（BDNF）的产量，希望你能心情飞扬，让断食容易达成。

科学的解说到此结束。下一章讨论该吃些什么，以及怎样展开奇效轻断食的生活。理论究竟要怎么落实到生活中呢？

# 第二章

# 轻断食的做法

◇轻断食原本就是调节过的断食法，在断食日允许女性摄取500大卡，男性600大卡，可让断食舒服一点，最重要的是容易长期执行。

◇尽管今天拒吃巧克力，明天就能统统解禁。这正是轻断食的乐趣，也是轻断食与众不同的地方。

◇轻断食的几星期内，BMI、体脂率、腰围都会下降，净肌肉量会提高。胆固醇、血糖、IGF-1浓度会改善。

◇不论在断食日（或任何日子）吃了什么，最重要的是好好品味，慢慢吃。

◇或许很令人惊讶，但断食者说第二天闹钟响起时，不会像饿虎扑羊一样立刻拔腿冲向食物。饥饿是一只难以捉摸的野兽，食欲很快便会厘清它的节拍。

◇轻断食可能会延长你的寿命，调节你的食欲，协助你减轻体重、这些好处很快就会得到，通常在你断食的第一周就能看出效果。

# 吃什么，吃多少，如何开始

前文介绍了轻断食的种种益处。有些效益应该会立竿见影，诸如验血报告的结果，也有的得等上一段时间，例如认知能力上升、自我修复的体质、提高长寿的概率。

但对许多人来说，最吸引人的效益大概是快速甩肉不反弹，而且大半时候照样享用平时爱吃的食物。你可能将减肥视为其他强大的健康效益的附带效益，也可能减肥才是你的主要目标。无论如何，你都会得到两种效益：减轻体重，同时提升健康水平，两者互为表里。

麦克尔在前一章讲到的科学断食经验，应该能让各位对轻断食略知一二。这一章，会谈到更多细节，说明如何着手，会有什么感觉，怎样持之以恒，怎样轻松地将轻断食的核心原则融入日常生活的韵律中。然后一切任由你来操作。

## 一天吃500大卡到600大卡

在一周2天的断食日，将热量缩减到一日饮食的四分之一需要相当的决心，因此，如果你在第一个断食日觉得很痛苦，请不要太意外。习惯之后，断食会成为你的第二天性，一开始口腹之欲被剥夺的感觉也会消失，尤其是如果你谨记明天又是全新的开始——事实上，明天是饱足口福的日子。

尽管如此，不论怎么看，500大卡或600大卡依然算不上野餐，连半顿野餐都不到。仅一杯大杯拿铁的热量就可能超过300大卡，如果加鲜奶油，热量还更高。你平时的午餐三明治，可能让你一大口就吃下一个断食日的全日热量额度。请明智地分配你的热量，第三章的饮食计划将会助你一臂之力。此外，找到适合你的断食餐绝对有帮助。记住饮食要多多变换花样：不同的质地、色香味、咔吱咔吱的口感。只要讨好了嘴巴，你便不至于对断食的辛苦皱眉头了。

## 轻断食的时机

一如前一章的说明，不论是动物研究，还是人体研究，各类研究和实验都为断食的益处提供了有力的证据。但离开了实验室，要怎么在日常生活中断食呢？在断食期间，何时进食、吃些什么，都是断食成败的关键。最佳的断食模式是什么？

麦克尔试过几种断食计划，他认为最能长期执行的做法是每星期挑出不连续的2天断食，在断食日摄取600大卡，分为早餐和晚餐。

这种断食模式称为轻断食，也被形象地称为5：2减肥法，原因显而易见；5天正常饮食，2天轻断食。大半时候，你都能开开心心地不去管卡路里。

麦克尔·莫斯利

在断食日，我通常在七点半左右与全家人一起用早餐，然后以跟家人共进晚餐为目标，中间不进食。如此一来，断食日的24小时，便成为两段连续12小时不进食的时间，全家皆大欢喜。

第三章的轻断食参考菜单便建立在这种模式之上，毕竟，从我的经验来看，这是最直截了当的轻断食方式。

咪咪·史宾赛

我在本章稍后会说明，我发现稍微不同的做法对我更有效。我遵守轻断食的大原则，但在两餐间有一些点心：一只苹果，几根胡萝卜条。纯粹是因为在早餐及晚餐之间全面禁食感觉实在太漫长，空虚得难受。蜜雪儿·哈维博士及其他人研究过这种做法，证据显示这能协助你减轻体重、降低乳腺癌风险、提高胰岛素敏感度。

哪种做法比较好？目前，间歇式断食的科学研究仍在起步阶段，因此我们不知道答案。纯粹以理论推断，将禁食的时间拉长（麦克尔的做法），效果应该会好于少量多餐。就我们所知，目前学术界仍然没有研究过在断食日将热量一次或分次食用完毕，或少量多餐一整天，在健康效益上会不会有差异。我们会随时在我们的网站提供最新信息。

克丽丝塔·瓦乐蒂博士觉得整天不时吃点东西会阻挠身体进入“断食状态”。由于真正让身体受惠的正是这种断食状态，少量多餐可能会大幅降低健康的效益。

老化研究所的马克·马特森博士同意一餐吃完500大卡或600大卡，可能会比拆成几小份在一天之内吃完更好。他认为不进食的时间越长，适应能力绝佳的细胞就会越积极回应，这对大脑特别有益。

同时，南加州大学长寿研究所的瓦尔特·隆戈博士提出更进一步的主张。他从降低IGF-1的观点来看，主张几个月就做一次四日断食，平时则偶尔不吃正餐，改以蔬果为主、低蛋白质的饮食。当然，绝大部分人不会想尝试这种做法，长时间断食实在太难了。

简单地说，轻断食既能带来优异的健康效果，同时做法的要求也最宽松。

我们正在等待学界进行更多实验，但在成果出炉之前，轻断食都会是我们认同的做法，因为它兼顾了减肥及容易执行的必备条件。

早餐时段不会饿的人或许可以晚点再进食，那无所谓。这个领域的一位主要研究人员早上十一点左右才吃早餐，晚上七点左右吃晚餐。如此一来，在一天24个小时中她便有16个小时是不进食的，一星期做两次。

但是，只有你真正办到了，才能得到更好的效果。将早餐时间往后延的做法未必能融入每个人的生活、时间表，也不是每个人的身体都适合。因此，拟定适合你的进食时间表。例如，有些断食者喜欢一口气吃完500大卡或600大卡，其余时间完全不碰食物，他们觉得这样省事又简单。不论你选择什么做法，都必须是你的规划、你的人生。请充满干劲地去做吧，但你得在不违反大原则的前提下，试验最适合你的做法。

### 断食吃什么

在断食的时候讨论该吃些什么，似乎很奇怪。但轻断食原本就是调节过的断食法，在断食日允许女性摄取500大卡、男性600大卡，不仅能让断食者舒服一点，最重要的是容易长期执行。因此，没有错，你在断食日可以进食。但你选择的食物很重要。

在断食日该吃什么、不该吃什么的指导原则有两条。你的目标是摄取可以满足你的食物，但千万不要超过500大卡或600大卡的额度。最符合这项原则的食物是蛋白质含量高但升糖指数（glycemie index,）GI）低的食物。许多研究显示，摄取高蛋白质饮食（阿特金斯减肥法），可以拉长觉得饱足的时间。但超高蛋白质的饮食容易让人因为食物的选项限制而感到饮食无趣，最终放弃。还有证据显示，高蛋白质饮食会提高慢性发炎的程度与IGF-1浓度，进而提高心脏病及癌症的风险。

轻断食不建议全面禁绝碳水化合物，也不建议永久仰赖高蛋白质的饮食生活。尽管如此，在断食日，摄取高蛋白质食物及升糖指数低的食物，将会是降低饥饿感的利器。

## 食物的升糖指数

前面的章节讨论过血糖及胰岛素的重要性。血糖升高会导致胰岛素浓度变高，胰岛素会让身体储存脂肪，以致增加癌症的风险。在断食日必须禁绝会令血糖飙升的食物还有另一个原因：血糖在飙升之后必然会暴跌，一旦暴跌了便会觉得非常饥饿。

碳水化合物对血糖的影响最大，但不是所有的碳水化合物都一样。有节食习惯的人都清楚，想知道哪一种碳水化合物会导致血糖飙升，哪一种不会，一个办法是去查食物的升糖指数（GI）。以100为最高值，每种食物都有一个指数，数值低的通常不会导致血糖激增。所以，我们要挑选升糖指数低的食物。

不仅是食物种类影响血糖提高多少，摄取多少分量也有关系。例如，我们一次吃下的马铃薯往往会超过奇异果。因此，还有一个称为升糖负荷（glycemic load, GL）的估量方法：

GL=（GI×碳水化合物的克数）/100

你会摄取多少分量的食物只能大胆猜测，但好歹是个参考。

GI及GL很有趣，不仅是因为能够预测未来的健康（采用低GL饮食的人比较不会罹患糖尿病、心脏病与多种癌症），也是因为很多会让人跌破眼镜的真相，例如，谁想得到吃一颗烤马铃薯对血糖的影响，居然跟一大匙的糖一样？

大致说来，GI超过50或GL超过20就不妥，两者的数值越低越好。在此应该再度声明，GI及GL是碳水化合物的测量值。GI与蛋白质、脂肪无关，所以表格中的食物没有很高的蛋白质或脂肪。

先看早餐：

| 食物 | GI | GL | 分量（克） |
|---|---|---|---|
| 燕麦 | 50 | 10 | 50 |
| 什锦果麦（granola） | 43 | 7 | 30 |
| 玉米马芬[①] | 102 | 30 | 57 |
| 麸皮马芬 | 60 | 15 | 57 |
| 荞麦松饼 | 102 | 22 | 77 |

① Muffin Cake，马芬蛋糕，是一种类似于重油蛋糕的糕点，比重油蛋糕松软。由于里面加了牛奶，所以蛋糕内心非常湿润。

（续表）

| 食物 | GI | GL | 分量（克） |
|---|---|---|---|
| 贝果[①] | 72 | 25 | 70 |
| 玉米片 | 80 | 20 | 30 |
| 馒头 | 68 | 34 | 100 |
| 面条 | 50 | 37 | 100 |
| 白饭 | 88 | 67 | 100 |

从表格可以看出，如果你要吃碳水化合物早餐，燕麦是个更好的选择。你的早餐想怎么搭配？

| 食物 | GI | GL | 分量（克） |
|---|---|---|---|
| 牛奶 | 27 | 3 | 250 |
| 豆浆 | 44 | 8 | 250 |

令人意外，豆浆的GI及GL值都比牛奶高，所以我们建议选择乳制品当饮料。既然我们在此分享令人意外的事实，在此给大家奉上另一个意外：

① Bagel，贝果，是一种面包，由发酵了的面团，捏成圆环，在沸水煮过才放进烤箱，形成了充满嚼劲的内部和色泽深厚而松脆的外壳。

| 食物 | GI | GL | 分量（克） |
|---|---|---|---|
| 冰激凌 | 37 | 4 | 50 |

你一定敢拿你的房子来赌冰激凌的GI和GL值都很高，但你错了。若是将热量纳入考虑，低热量的冰激凌加草莓，将会是一顿正餐之后的美好句号。在本章的《关于轻断食的一切答疑》这一小节，将会有更多帮助你规划断食日菜单的食物参考。

## 蛋白质怎么吃

我们绝不建议在断食日只摄取蛋白质，你确实需要适量的蛋白质以保持肌肉健康，保护细胞功能，调节内分泌，促进免疫力，增强体力。蛋白质也给人饱足感，因此值得将蛋白质纳入允许的热量额度之内。最好按照美国农业部（USDA）的建议量，亦即每天（很大方的）50克。

请选择“优质的蛋白质”。例如，清蒸白水鱼的饱和脂肪低，富含矿物质。选择去皮的鸡肉，不要红肉。试试低脂的乳制品，不要拼命喝拿铁。将虾、金枪鱼、豆腐或其他植物蛋白质纳入菜单。坚果、种子、豆科植物（大豆、豌豆、扁豆）充满纤维质，可在轻断食的日子填填肚子。坚果的热量虽然高，但GI值多半很低，同时很有饱足感。坚果的脂肪含量也高，因此你可能认为坚果“不健康”，但证据显示，吃坚果的人罹患心脏病及糖尿病的比例比不吃坚果的人低。

同时，蛋的饱和脂肪低，营养丰富，不会让胆固醇恶化，而且一只蛋只有90大卡，因此在断食日的早餐以鸡蛋为主，是很合理的选择。两只蛋加上50克的熏鲑鱼，便是合理的250大卡。最近，研究发现，早餐摄取蛋类蛋白质的人，比早餐只吃小麦蛋白质的人更不容易饿。选择水波蛋或者水煮蛋的烹饪方式，可以避免无谓的热量。还有，请放弃吐司面包，改成蒸芦笋。

在断食日还有哪些食物可以带来饱足感，又让你健康，以及某些食物能给你的益处，详见本章《关于轻断食的一切答疑》这一小节。

# 将轻断食融入日常生活

## 何时开始轻断食

如果你没有生病，如果你不是不适合断食的人（如孕妇、儿童，以及某些病患），现在就可以开始轻断食。请扪心自问：此时不做，更待何时？你可能想听听医生的建议。你可能决定预先准备：说服自己戒除一辈子饮食过量的习惯，清空冰箱，吃掉罐子里的最后一片饼干。或者，你可能想立刻开始，等着在几周内看到明显的成果。尽管如此，请在你感觉身体强健、目标坚定、冷静、有决心的日子展开轻断食。大方地告诉亲朋好友你开始轻断食了，一旦昭告天下，便比较容易贯彻始终。避开节庆及度假期间轻断食，别挑一定得出席豪华商业午餐的日子，省得在主菜之外，还得对着整篮的面包、奶酪、各种甜点干瞪眼。也请记住，忙碌的一天能让断食日飞逝，慵懒的日子则往往会让时间以龟速前进。

当你在深思熟虑后决定了第一个断食日的日子，马上做好心理准备。在展开断食前，先在日记写下你的体重、BMI、目标体重，等着看到自己的进展。要知道，老实记录饮食内容的人，比较有办法减轻体重且不反弹。然后……深呼吸，放轻松。耸耸肩膀更好。这没什么大不了的，除了体重会下降，你没有任何损失。

## 轻断食有多难

假如你很久没有尝到饥饿的滋味，连一丝丝饥饿感都没有，你大概会觉得一天摄取500或600大卡以内的食物有点困难，至少一开始时不太容易。但是，轻断食的回报，值得你坚持。习惯之后，自然会越来越容易，尤其是在镜子里及体重计上目睹成果之后。第一个断食日应该很快便会结束，对断食的新鲜感也有助于提升你的意志力。在第三周下雨的星期三断食，可能倍感艰辛。你的任务是贯彻到底。谨记尽管今天拒吃巧克力，明天就能统统解禁。这正是轻断食的乐趣，也是它与从不同的地方。

## 如何战胜饥饿感

不用担心偶尔出现短暂的饥饿感，那是无害的。以你的基本健康状态，你不会没命的。你不会瘫在地上，得请猫咪分一条命给你。身体天生可以应付长时间不进食，即使你因为长年累月的吃吃喝喝而丧失挨饿的技能，挨饿也不会有大碍。研究发现，现代人往往将许多种类的情绪误认为饥饿。无聊时吃，口渴时吃，看到食物也吃（我们几时没看到食物？），有伴儿的时候吃，或单纯因为时钟说我们该吃饭了而吃。大部分人也因为进食很愉快而吃。这称为快感的饥饿（hedonic hunger），虽然断食日必须克制食欲，但你可以安慰自己，只要坚持一天而已，第二天便能向食物的诱惑低头。

没必要为了饥饿感而惊慌失措。只要知道几乎在任何情况下，人类的大脑都有办法让我们相信自己饿了：面对被剥夺、胆怯、失望的感觉时，在生气、悲伤、快乐、没有特别情绪的时候，看到广告、社交场合、感官刺激、奖赏、习惯、闻到现煮咖啡或烤面包的味道，或闻到路边馆子里正在煮肉肠的味道……

现在要知道，如果你因为这些外来刺激而想要进食，绝大部分是后天学会的反应，而这些刺激的主要目标是让你掏出钱包消费。如果你仍然在消化上一顿的餐点，你体验到的感觉便极不可能是真正的饥饿（从摄取食物后到排出体外的时间可能长达两天，视性别、新陈代谢、食物种类而定）。

饥饿感可能来势汹汹又讨厌，就像一把把锐利的刀子，但实际上饥饿感可能比你想象中更有弹性，容易驾驭。在断食日当天，等到你觉得饿得难受的时候，应该已经过了大半天了。不仅如此，饥饿感也会消退。

断食者说他们感觉到的饥饿是一波一波的，肚子不会恼人地咕咕叫个不停。那是一种另类的交响曲，而不是节节上升的真实恐惧。将肚子的咕咕叫当成好兆头，视它为健康的使者。

也要记住，饥饿感不是建立在24小时的基础上，因此任何时刻，都不要觉得自己困在饥饿感中。只要静心等待，你绝对有能力克服饥饿感，只要坚定意志，驾驭那种感觉，选择做点不一样的事：去散步、打电话给朋友聊天、喝茶、去跑步、洗个澡、洗澡兼唱歌、洗澡时打电话给朋友兼唱歌……尝试轻断食的人在执行几个星期后，多半都说饥饿的感觉减弱了。

不论是轻断食或任何断食，最难的都是最初的几周，因为身体和心灵必须适应新的习惯、新的饮食方式。幸亏大部分人很快就能够调适好。事实上，很多跟我们联络过的人都说那出乎意料的简单。

与丈夫一起轻断食已经好一阵子的金柏莉（Kimberley）说："我很惊讶自己在断食日的体力竟然那么好。断食不会很难，但确实有点挑战性。我做过慧优体（Weight Watchers）[①]的减肥计划，相比之下轻断食真的简单多了。很多朋友都兴致勃勃地关注我们夫妻的轻断食成效。目前为止，我觉得小腹缩水了。还有我老公的血压，收缩压跟舒张压都降了不少。"

重点是采用适合自己的做法，例如大卫写道："我发现即使只吃

① Weight Watchers，慧优体，是来自美国的体重管理品牌。倡导不吃药、不打针、不借助外力，通过科学、健康、有效、可持续的方法成功达成减肥目标。

一点点早餐，也会激发一整天的饥饿感，所以我会等晚一点才用餐。面对断食日，一定要做好心理准备。”

因此，鼓起勇气吧。在断食日，好好克制自己，找点事情让自己分心。要不了多久，大脑就能重新设定完毕，将饥饿感取消掉。

## 坚持轻断食：找出适合你自己的模式

轻断食最令人感到安慰的特色，是你不必为了减肥不反弹而断食个没完没了。轻断食不像曾经令你失望的剥夺式饮食，在这种断食法中，明天永远不一样。轻断食的执行更容易。明天早餐也许可以吃松饼，或跟朋友共进午餐，晚餐配红酒、苹果派加冰激凌。这种断断续续的饮食方式是关键。这表示虽然断食日摄取的热量是平时的四分之一，但明天就可以大快朵颐。每次禁食都只是短暂告别食物，这便令人感到无限的心灵慰藉。

不断食的日子，就别想着断食的念头了。轻断食不是你的主人，也不能定义你是怎样的人。你大部分时日甚至不用断食。这跟必须永久执行的流行减肥法不一样，你仍然可以享受饮食的乐趣，你仍然可以吃大餐，你仍然可以参与日常生活中涉及饮食的例行活动。没有特制的低脂食品，没有额外的禁令，没有复杂的规则，没有其他重点，更没有故弄玄虚成稀奇古怪的做法。不用随时随地都说“不行，我在减肥，我不能吃。”因此，你不会觉得生活被严重剥削。曾经尝试长期节食减肥的人就知道，因为被剥夺饮食乐趣而无法坚持，这正是传统减肥法失败的原因。

关键在于，经过耐心及意志力，认识到你可以撑到明天的早餐。记住，断食的人常常说他们“非断食日”的食物美味无比，美味在歌唱，食物好像在味蕾上跳舞。如果你曾经懒得理会吃进嘴里的食物，情况即将改变。没有比迟来的满足，更能增加食物风味的了。

### 减肥不费吹灰之力

绝大部分的减肥法无效，这点你心里有数。一点没错，加州大学洛杉矶分校（UCLA）的一群心理学家在2007年分析了31项长期的饮食研究，他们的结论是：“多项研究指出，节食总是预示了未来的增重……我们想知道长期节食可有效减肥的证据何在，结果发现证据显示节食会造成反效果。”他们的分析发现，尽管节食者在最初几个月确实减轻体重，但绝大部分人在五年内会恢复原先的体重，“至少三分之一的人比开始节食之前更重。”减肥的标准做法显然行不通，永远无效。

因此，为了有效减肥，做法一定要合理、持久、有弹性，能够长期实行。贯彻始终才是关键，减肥本身倒是其次。因此，你设定的目标要合理，做法要务实，必须能够融入目前的生活，而不是梦想中的生活。它得跟着你去度假，拜访朋友，度过在办公室里无聊的一天，应付节假日。减肥计划要可行，做法就必须宽容，要成为天生自然的一部分，不能硬塞到你的生活中，勉强你遵守别扭又令你困窘的似是而非的规矩，相当于饮食版的不合脚的鞋。

轻断食者的长期经验仍然在研究之中，但试过的人则提到很容易便能融入日常生活。他们的菜式照样有变化（任何试过只吃水果或蔬菜汁减肥的人，就知道菜式变化有多重要）。轻断食的人仍然可以从食物得到满足，他们的生活仍然精彩，没有小题大做，没有拼命节食，没有自我鞭笞，减肥不费吹灰之力。

## 弹性是成功的关键

你的身体不是我的身体，我的身体也不是你的身体。因此，依据你的需求、日常作息、家庭、决心、喜好来打造你的轻断食计划，才会真正有效果。每个人的生活都独一无二，没有哪一份减肥计划能够适用于所有的人。每个人都有自己的怪癖和习性。所以，本书没有绝对的命令，只有建议。

你自己决定要在哪一天进行怎样的断食。也许你偏爱进食一次或两次，一早就吃或一天结束时才吃。也许你喜欢卷心菜，或胡萝卜，或草莓。有的人会情愿别人告诉他们该在几点吃些什么，有的人喜欢率性而为。这些都无妨。只要恪守基本的原则，一天摄取500大卡或600大卡，禁食的时间越长越好，一周执行2天，如此便能得到这个减肥计划的诸多益处。假以时日，便不再需要勤勉地计算热量，你会知道断食的日子该怎么做，也清楚怎么做最适合自己。

### 减肥成功之后

一旦减到了目标体重，或即将达成目标（留下弹性的空间，留下吃一大块生日蛋糕的余地），你或许可以考虑采用保养模式。这是调整过的轻断食，更加宽松，一星期只断食一天，以维持你理想的体重，但同时享受偶尔断食的健康效益。当然，假如你选择一周断食一天，长期来说，健康效益或许不如断食两天，但断食一天确实可以更完美地融入生活作息中，尤其是如果你不希望体重继续下降。同样的，如果无数次聚餐在召唤你，或月历上标出了一场又一场婚礼，或老是叨念着你多吃了四份烤马铃薯，那么便回归到一周断食两天的模式吧。一切你说了算。

## 轻断食的效果

轻断食的第一个效果，当然是减肥。有几周会减得较多，有几周较少，有几周则陷在讨厌的停滞期，也有几周进展的速度较快。大致上，每个断食日可以减少约半公斤。当然，这些不完全是脂肪。有的是水分，有的是在你体内已消化的食物。

话虽如此，十周应该可以减少约四公斤半的脂肪，胜过典型的低热量饮食。关键是，你可以长期不反弹。

但比减轻体重更重要的是，你将得到巨大的健康回报。

### 体检报告日益完美

轻断食几星期内，BMI、体脂率、腰围都会下降，净肌肉量（Iean muscle mass）会提高。

胆固醇、血糖、IGF-1浓度会改善。这是健康长寿之道。你已经避开了尚未成定局的未来。但是，现在，当你照镜子的时候，越来越能看出自己变瘦、变轻盈。

几周后，你会渐渐发现间歇式断食也有强大的附属效果。除了显著减轻体重，以及奠定未来根基的健康效益，还会出现一些更细微的健康福利。

### 饮食习惯变得健康

你的饮食喜好会改变。不久，你会在不经意之间，自然选择健康的食物。你会开始了解饥饿，驾驭饥饿，懂得怎样才是真正的饥饿。你也会体会到什么叫舒服的满足感，不像一张不动如山的沙发一样呻吟。满足，但没有吃到撑。重点是不再会暴食到“醉”，你的消化功能会变好，整个人更有活力。

轻断食六个月后，饮食习惯应该会出现有趣的转变。你可能发现摄取的肉类比以前少了一半，会摄取更多的蔬菜。

这不是蓄意的行动，而是依据身体渴望的自然转变，不是出于你的决定或信念。很多实行轻断食的人会本能地不爱吃面包（连带舍弃了奶油）。不易消化的垃圾食物和零食似乎不再吸引你，精制甜点也不如以往诱惑人。在私家车上置物箱里的那一袋糖果？要不要都无所谓了。

当然，用不着刻意做这些事。如果你跟我一样，迟早有一天，你拒吃奶酪蛋糕的原因将变成你不想吃，而不是你在抗拒美食。这是轻断食的根本力量：鼓励你重新检视自己的饮食。这就是你在健康大道上的长期回报。

### 心智得到自我改善

对，你会开始甩掉饮食的坏习惯。但如果你持续有意识地执行轻断食饮食方案，应该会出现各种变化，有的变化很出人意料。例如，你可能发现自己长年累月都有“分量认知扭曲”，你以为堆在盘子上的食物就是身体需要的分量，也是你真心想吃的分量。久了以后，你大概会发现原来之前的饮食根本过量。咖啡馆里的马芬蛋糕，在你眼中变成肥腻又湿润的玩意儿。大包薯片看起来实在分量多得荒谬。你的咖啡可能从特大杯改成大杯，再变成只想喝半杯，不加糖，也不加奶精。

不久，你会认识到自己饮食的真实状态，以及这些年来你都用什么无言的谎话欺骗自己。这是重新校正的过程，你改造了自己的心智。偶尔断食可以锻炼“节制饮食”之道，这是最终极的目标。这些全都是扭转行为的漫长过程，到最后，轻断食将不再是饮食法也不是节食法，而是生活的方式。

一段时间后，你会养成新的饮食习惯，变得深思熟虑、思维合理、行为负责，而你甚至不会察觉到自己在这样做。

轻断食的人也提到他们精力变好，身心安康的感觉也有所提升。有些人提到内心出现“光彩”，或许是因为在自我控制的战场打了胜仗，或是因为衣服尺寸变小与别人的赞美，或是因为跟情绪有关的新陈代谢。目前确切的原因仍然不明，但不管真相是什么，反正滋味很美妙，比吃蛋糕更畅快。就像一位网上的断食爱好者说：“整体而言，轻断食感觉上是正确的选择，就像整个身体按下了重新启动键。”

更细腻的变化是，很多轻断食人士觉得断食日的生活不必绕着食物打转，颇有如释重负的感觉。拥抱这种生活吧。这种生活是自由的，只要你愿意让那份自由成真。你可能跟我们一样，发现自己开始期待断食的日子：这是重振身体、暂停进食的休养生息时间。

现在，我们来讨论轻断食的实际做法：我们的经验，成功的秘诀，以及回答关于轻断食的一切疑问。

# 女性这样轻断食

## 咪咪·史宾赛的亲身经验

我认识的男性大部分都很喜欢数字与目标（只要找得到相关的小工具，他们也很爱），但我发现女性的断食策略往往更有整体性的考虑。一如生命中的诸多事物，我们喜欢检视断食的滋味，认识到我们的身体独一无二，而且身体会用可爱的方式回应我们加之的任何刺激。我们喜欢分享经验之谈，以及朋友的支持。有时候，我们需要一些小点心。

以我为例，我喜欢将断食日的热量拆成两份，一份早上吃，一份深夜吃，不超过断食日允许的额度，尽量拉长两餐之间的时间，以提高健康的效益与减肥效果。但在两餐之间，我确实需要吃点东西来让我度过一天。

断食日的早餐通常是低糖的什锦果麦，可能加一些新鲜的草莓和杏仁，加低脂牛奶。在午餐时段吃一个苹果，我知道这根本不丰盛，但足以让日子变得好过。晚餐则是等孩子们就寝后，吃一顿丰富的沙拉，有整堆的菜叶和一些瘦肉蛋白质，也许是熏鲑鱼、金枪鱼或鹰嘴豆。在轻断食的一天，我喝加了一点现挤柠檬汁的矿泉水，大量花草茶，几杯黑咖啡。这些都帮助我度过这一天。

展开轻断食四个月以来，我减掉了6公斤，BMI从21.4变成19.4。如果你需要减除的体重比我多，记住体重比较重的人实行轻断食的效果更好，这或许能给你一点力量，应该要不了多久，就能看到成效。现在，我一周断食一天（星期一）似乎便够了，我一样保持理想的体重。

我遇过很多节食经验丰富的女性都有些小技巧，我也发现了几个在断食日派得上用场的秘诀。例如，我建议小口进食，慢慢咀嚼，专心地用餐。

为什么在用餐的时候看杂志？干吗要边吃边刷微博？既然一天只能吃500大卡，好好关注这些食物下肚的滋味才是合理的做法。

就像许多实行间歇式断食的人，我发现饥饿感根本不成问题。不知何故，我们培养出对饥饿的恐惧，对低血糖等玩意儿怕得要命，我真怀疑那是食品业的阴谋。对我来说，整体而言，限制饮食的日子感觉像一种解脱，而非处处受限。尽管如此，断食日的情况有好有坏：有些日子像打水漂的石子一样咻地结束，有的日子却觉得自己要沉到水底了。或许是因为情绪，或激素，或单纯是生活上的棘手状况影响了我。请评估自己的状况，假如你在某一天的状况真的不好，大可优雅地放弃。

# 男性这样轻断食

## 麦克尔·莫斯利的亲身经验

最近几个月很多男士联络我，跟我分享他们减轻了多少体重，以及轻断食原来这么容易，令他们惊讶又欣喜。他们喜欢轻断食的简单明了，不必放弃美食，也用不着记住复杂的食谱。我觉得他们很喜欢这项挑战。

英国演员东·乔利（Dom Joly）最近写道，他看了我在BBC制作的《进食、断食与长寿》节目后，经过一段时间的轻断食，瘦了15.88公斤，觉得这是他能持续一辈子的做法。他觉得轻断食的迷人之处，在于他知道第二天便可以一饱口福，他甚至说现在很享受轻断食的日子。我也听很多男士这样说。男士特别喜爱的特点是断食可以融入生活中，不会造成麻烦。他们不必停止工作、旅行、社交或运动。事实上，有些人发现断食提高了他们的体能表现。

在一份比利时的研究中，摄取高脂饮食并在早餐前空腹运动的男士增加的体重远低于饮食相同但在早餐后运动的人。这份研究支持了“在断食状态下进食会令身体燃烧更多脂肪来充当热量”的说法。至少，对男性是如此。

至于我自己，现在断食日有固定的作息模式。我用高蛋白质早餐展开一天，通常是炒蛋或一碟白奶酪（cottage cheese）。白天喝好几杯黑咖啡和茶，开心地工作到中午，在傍晚之前，我很少感到饥饿。如果饿的话就置之不理，或是出去散散步，直到饥饿感消退。

晚上我会吃一点肉类或鱼，搭配大量煮青菜。由于从早餐后便开始禁食，我觉得晚餐特别美味。我从来没有失眠的困扰，大部分时候，第二天起床时不会比平时饿。

# 顺利执行轻断食的12个秘诀

## 1.在开始前测量体重，计算BMI。

前文提过，最佳的准备工作之一是计算BMI（身体质量指数）：体重（公斤）除以身高（米）的平方。

虽然算法有点繁琐，也很抽象，却是拟定健康减肥策略的最佳参考（或是找个BMI网站替你计算）。务必注意，BMI没有将体型、年龄、人种纳入考虑，只能当参考。尽管如此，如果你需要数字化的信息，BMI是值得使用的数字。

定期测量体重，但不用称个不停。一星期一次应该就够了。如果你喜欢看到数字往下降，断食日之后的早上是最佳测量时机。你可能会发现从进食日到断食日的一夕之间，体重便大不相同。这项差异很可能来自体内额外的食物重量，而不是脂肪量在一天之内出现的变化。不妨多测量几天的体重，计算平均值，合理地评估体重是不是减轻了。但是，不必拼命测量，别让量体重跟计算热量变成苦差事。如果你做事喜欢井井有条，也许你会想监控自己的进展。设定一个目标，你想减轻多少？何时达成？目标要合理：减肥不要急躁，给自己时间，定计划，写下来。

很多人推荐写减肥日记。除了各种数字，也记录你的经验，试着记下当天发生的“三件好事”。日后回顾，看了也开心。

### 2.跟朋友一起轻断食。

成功断食不需要太多配备，但一个支持你的朋友很可能是其中一项。开始轻断食之后，马上告诉大家。他们可能会加入你的行列，于是你便有了一群具备共同经验的朋友。由于轻断食计划对两性的魅力一样大，有些情侣或夫妻说两人一起轻断食比较容易。如此一来，你们可以互相支持，建立“革命情感”，同心协力，分享种种有趣的体验。此外，跟明白断食计划基本原则的人一起用餐，轻松太多了。网络聊天室和论坛上有很多相关的留言，是寻求支援及信息的好地方。知道自己不孤单，将会给你不可思议的精神慰藉。

### 3.预先准备断食日的食物。

这样做可以避免在冰箱翻找食物的时候，看到吃剩的香肠被诱惑压垮。菜式保持简单，挑选不费力的断食餐。在不断食的日子买菜、下厨，以避免太强烈的诱惑（第三章会提供简单又有饱足感的断食日菜单）。

展开轻断食之前，把家里的垃圾食物清理干净。否则那些食物只会在橱柜里不断呼唤你，无谓地提高断食日的难度。

### 4.检查食品热量标签上的分量。

玉米片盒子上标示“一份30克”，实际测量30克有多少，量吧，保证你大吃一惊。接着，诚实面对真相。由于断食日必须严格限制热量，千万不要对实际下肚的分量打马虎眼。书的最后附有一份很全面的常见食物热量表，可以帮助你控制热量摄取。

重要的是，非断食日吃东西的时候就别计算热量了。你还有更好的事可做。

### 5.进食前先等一等。

抗拒食欲至少10分钟，办得到的话就15分钟，看看饥饿会不会消退（通常会）。假如你一定要吃点心，就挑选不会提高胰岛素浓度的食物。可以吃胡萝卜条、一把没有调味的气炸式爆米花、一片苹果或一些草莓。不要像只母鸡一样不时吃点东西，否则很快便会超过限制的热量，毁掉你的轻断食。

在断食日，进食要专心，让自己完全认识到自己正在进食的事实。这听起来很蠢，其实不然，尤其是如果你曾经在堵车时将M&M'S

牌巧克力豆往嘴里塞的话。

同样的，在饮食不设限的日子，也要保持一些警觉心。吃到满足，别吃到饱。练习几周之后，便能自然做到。厘清“饱”对你的意义——这个意义因人而异，因时而异。

### 6.保持忙碌。

“我们人类总是在两顿饭之间找事做。”著名歌手兼歌词作者莱昂纳德·科恩（Leonard Cohen）[①]如是说。一点没错。瞧瞧我们因此变成什么德性。因此，填满你的日子，别填满肚子。大力推广断食的布雷德·皮隆（Brad Pilon）曾说：“只要高空跳伞几秒钟，保证什么饥饿都忘了。”投入饮食之外的活动，不见得要去高空跳伞，任何吸引你的活动都好。食品业的黑暗魔法无孔不入，他们在每个街角开设甜品店，每个转角都有油炸零食店等着你，休闲娱乐活动就是你抵抗他们的最佳防护罩。记住，如果你非吃那个甜甜圈不可，过了断食日，第二天还是吃得到的。

---

① Leonard Cohen，著名的加拿大诗人、演员、音乐家、编剧。代表作有小说《美丽的失落者》，唱片《十首新歌》等。

### 7.试试“从两点到两点”的轻断食模式

把从就寝断食到第二天就寝的模式，改成从下午两点断食到第二天下午两点。在第一天的午餐后开始限制饮食，直到第二天午后再吃午餐。

这样，你可以在睡觉时间减肥，没有哪一天觉得饮食被严重剥削。这是很聪明的妙法，但确实比全日断食的做法需要多一点点的专心。或者从晚餐断食到第二天晚餐，同样也是没有哪一天是“都在断食，不好玩”的日子。重点是，这个断食计划“视个人需求调整”。就像你三星期后，也会需要调整你的皮带。

### 8.不要害怕想到自己喜爱的食物。

有一种称为习惯化（habituation）的心理机制，亦即一个人越常接触到一件事物，就越不会看重那件事物。因此，如果反其道而行之，不断打压对饮食的念头，其实是有问题的做法。关键的概念是将食物视为朋友，不是敌人。食物本身没有魔法，不是超自然力量，也不危险，不用妖魔化，以平常心视之。食物就只是食物。

### 9.保持水分充足。

找出你喜欢的零热量饮品，大量饮用。有人拥护花草茶，有人喜欢有气泡在舌尖跳舞的苏打水，但白开水不输给任何饮品。身体的水分很多来自我们的食物，因此断食的时候，必须摄取比平日更多的液体来弥补（用尿液来观测，尿液应该分量充足，色泽浅淡）。尽管一天喝八杯水的建议其实并没有足够的科学依据，但摄取充足的水分却有绝佳的理由。嘴巴干是脱水的最后一个征兆，而不是第一个，因此在身体抱怨之前喝水吧，也要知道，喝水是安抚空肚皮的速效方法，至少能暂时满足肚皮。喝水也能避免你把口渴误认为饥饿。

### 10.不要认定体重会天天往下滑。

如果哪一周的体重数字似乎不动如山，就提醒自己即使体重不往下掉，照样可以得到健康的效益。记住你轻断食的初衷。轻断食不光是为了能穿上小尺码的牛仔裤，也是为了得到轻断食改善健康的长期效益，诸如公认的减少疾病风险、提高记忆力、延长寿命。将轻断食视为身体的养老计划，你的看法会更务实。

## 11.态度要务实，行事要谨慎，感觉不对劲就停止。

轻断食的计划务必充满弹性且宽容。在必要的时候打破规矩也没关系。没有你必须赶着抵达的终点线，因此对自己宽容一点，让断食变得有趣。假如生活里只剩下郁闷，谁还想长命百岁？你不会希望哼哼唧唧，辛辛苦苦，过着厌烦的生活。你想去跳舞。对吧？

## 12.恭喜自己

每完成一个断食日，都表示你可能会减轻体重，得到可以测量出来的健康效益。你已经立于不败之地了。

# 关于轻断食的一切答疑

### Q: 我应该在哪几天断食？

A：其实都可以。这是你的生活，你清楚哪几天最合适。星期一是很多人的首选，或许是在心理上及现实上，星期一最容易办到，可以在崭新一周的开端上紧发条，尤其是如果周末有交际活动的话。因此，实行断食的人可能选择避开星期六、星期日，否则若是一家子要共进午餐，或是赴晚餐约会、参加聚会，要缩减热量摄取就变成苦差事。所以，星期四便成了合理的第二个断食日选择。但要有弹性，如果觉得勉强，就不要逼自己断食。如果预定要断食的日子精神特别紧绷、失衡、疲累、暴躁，就改天再断食。

记住要顺势而为。没有一体通用的铁律，找出适合自己的合理做法。尽管如此，尽量建立固定的模式。假以时日，你会习惯断食的作息，一项你能接受、奉行的低调习惯。依据生活及身体的转变调整你的断食计划。但不要动不动取消断食日，否则可能故态复萌。宽容，但坚定。

**Q: 断食日一定要是24小时吗?**

A：24小时是务实、统一、没有模糊空间的规划，能让轻断食更有胜算。话虽如此，24小时只是规划断食最容易的做法。24小时本身没有出奇之处。各位大可省下麻烦，贯彻到底，提醒自己：将近三分之一的断食日都在睡梦中。

**Q: 我可以连着两天断食吗?**

A：目前为止，许多以人类进行的研究是让志愿者连续断食一天以上，连续断食绝对有其价值。但就我们所知，迄今没有人研究过人类连续断食与将断食日分开的效果差异。尽管如此，我们确实知道怎样的做法对于我们这样的断食者来说最可行。麦克尔试过连续断食几天，觉得很难长期执行，因此他拆开了断食日，在每个星期一、星期四断食。他体重减轻，血糖降低，胆固醇、IGF-1指标都开始下降，这些都是拆开两个断食日的成果。

拆开两个断食日也满足心理的需求：一次断食超过一天，可能会开始心生怨愤，觉得无聊苦闷，这些正是摧毁减肥意志的情绪。我们这种轻断食法的关键要素，就是难坚持的时间永远不会长到让你考虑放弃。等你受够了的时候，早餐已经在桌上招手，而你又结束了一个断食日。

Q: 我会减轻多少体重?

A：主要看你的新陈代谢，个人体质，开始断食时的体重，日常的活动量，断食的效率以及你是不是老老实实地执行断食。第一周体重计上减少的数字，一大部分是水分。幸好，按照简单的生热学理论（thermogenics，摄取的热量低于消耗的热量时，体重就会下降），每周摄取不足的热量，一段时间后，体重就会下降。请明智一点：体重不要减得太急促，也不该以急速减肥为目标。话虽如此，八周大概可以减少约3公斤。

Q: 我知道断食日应该严选低GI或低GL的食物，但哪些食物最好呢?

A：前文解释过，低升糖指数（GI）或低升糖负荷（GL）的食物，有助于血糖浓度维持平稳，协助你顺利度过低热量的一天。毋庸置疑，蔬菜和豆类都很棒，是你应该选择的断食日餐点。营养丰富，又能填满肚子，热量相对来说较低，还可以让血糖保持适当浓度。胡萝卜是很好的点心，特别是配合鹰嘴豆制成的蘸酱，GI只有6，GL是0，实在不可思议。水果也很好，但若要符合断食的需求，不是所有水果都一样，有些效果特别好。

选择了断食日的食物后，就上网查询食物GI及GL的指数。美国糖尿病协会（American Diabetes Association）网站上“升糖指数与糖尿病”（Glycemic Index and Diabetes）页面提供了绝佳的指南。例如，淀粉类的主食值得小心对待：

| 食物 | GI | GL | 分量（克） |
|---|---|---|---|
| 糙米 | 48 | 20 | 150 |
| 白米 | 76 | 36 | 150 |
| 意大利面 | 40 | 20 | 150 |
| 古斯古斯[①] | 65 | 23 | 150 |
| 马铃薯（水煮） | 58 | 16 | 150 |
| 马铃薯（捣泥） | 85 | 17 | 150 |
| 马铃薯（油炸） | 75 | 22 | 150 |
| 马铃薯（烤） | 85 | 26 | 150 |

主食中最令人意外的是烤马铃薯与马铃薯泥对血糖的影响真的很大。在断食日，避开这些淀粉类的主食，改成用大量的青菜堆满你的盘子。也要小心水果，有些水果是断食的好朋友，但也有的会让血糖飙升，最好留着可以自由饮食的日子才吃。

| 食物 | GI | GL | 分量（克） |
|---|---|---|---|
| 草莓 | 38 | 1 | 120 |
| 苹果 | 35 | 5 | 120 |

① Couscous，一种小颗粒的粗麦制品，也译为北非小米、北非粗麦粉。

（续表）

| 食物 | GI | GL | 分量（克） |
| --- | --- | --- | --- |
| 柳橙 | 42 | 5 | 120 |
| 葡萄 | 45 | 9 | 120 |
| 菠萝 | 84 | 7 | 120 |
| 香蕉 | 50 | 12 | 120 |
| 葡萄干 | 64 | 30 | 60 |
| 枣 | 100 | 42 | 60 |

食用整只水果可以延长饱足感。草莓不蘸糖的话，GI和GL值就很低，同时热量也低，怪不得许多实行断食的人会吃一碗草莓当早餐。最吓人的是葡萄干和枣对血糖的威力，别在断食日吃这些水果。食物的热量请参阅本书第174页的《食物热量表》。

Q: 断食日应该吃“超级食物”吗？

A：“超级食物”（super food）这个词主要是营销手段，不是科学名词，临床营养师不爱用这个词。尽管如此，证据显示有些食物充满有益身体的营养或植物化学物。如果你喜欢，就吃吧，可以在断食日吃。其实哪一天吃都没问题，反正碍不了事。超级食物美味，通常很新鲜，热量又低，因此是断食日的良伴。

水果：世界各地的实验室都在持续寻找新的减肥利器，最新的一样是不起眼的蜜柑（tangerine）。柑橘类水果，特别是蜜柑，通常含有浓度极高的川陈皮素（nobiletin），这种化合物能防止肥胖和动脉硬化，至少对实验鼠有效。爱吃柑橘的人就吃吧，也许要花点时间平心静气地剥皮。

同一群研究人员之前发现，富含柚皮素（naringenin）的葡萄柚能促进肝脏燃烧脂肪，而非囤脂。葡萄柚还含有柠檬苦素（limonoids）、茄红素（lycopene）等化合物，半个的热量只有39大卡，是很好的断食日食品。但是，葡萄柚会跟许多常用药品产生交互作用，如果你正在服用他汀类（statins）药物，应该请教医生你能不能吃葡萄柚。

或者，你可以吃一片西瓜（每100克含热量30大卡），或是苹果（每100克50大卡），美味、爽脆又有果胶（pectin）。果胶是一种可溶性纤维，身体不能利用，却是帮助消化脂肪的利器。苹果的热量虽然高，却也是最方便的食物。番茄含有茄红素，可抵御癌症和中风。一把小番茄或草莓是让你平安度过肚子咕咕叫的好帮手。吃之前，要先看有没有热量的陷阱（见本书第174页的《食物热量表》）。

蓝莓有丰富的抗氧化多酚类（polyphenols）和植物营养素（phytonutrients）。新研究发现，这些深色的小莓果或许也能分解身体的脂肪细胞及预防生成新的脂肪细胞。厉害吧！即使你不相信科学，蓝莓仍是摄取维生素C的方便来源。不妨去食品店找其他类似的超级食物：枸杞子、巴西莓（acai）、芦荟、奇异籽（chia seeds，即明列子）、螺旋藻（spirulina）。统统很奇妙，统统是好东西。

蔬菜：同样的，要广泛摄取各种蔬菜，挑选不同颜色、质地、味道、形状的蔬菜。蒸青花菜有极丰富的营养。四季豆跟些许柠檬和蒜头是绝配。茴香削成薄片很美味，可以加上柳橙瓣，也洒一点柳橙汁。毛豆是低脂蛋白质和omega-3脂肪酸的优良来源。想想也知道，淀粉类的蔬菜虽然有饱足感，但GL值和热量往往比较高，吃的时候要小心。还有，不要加奶油。

毋庸置疑，绿色的叶菜类是断食日的良伴。菠菜、卷心菜、苋菜、芥菜、生菜……都是名副其实的维生素飨宴，热量低得令人开心。用辣椒末、姜、孜然（cumin）、花椒、柠檬汁、蒜头为菜肴增加风味。顺带一提，蒜头含有大蒜素（allicin），那是形成其辛辣味道的成分，也被认为可以保护细胞，减少脂肪囤积，因此放心吃吧，自备（无糖）薄荷糖消除口臭就好了。

香草及香辛料：低热量，高效能，当然可以吃。酸黄瓜、墨西哥辣椒（jalapenos）、洋葱（不过要小心GI值）之类的腌渍食品或是芥末或许合你的口味，其实任何能让味蕾觉得呛劲或别具风味的都可以吃。

坚果：我们发现坚果是大家最爱的断食日食品，有饱足感，GI值又低。杏仁的热量虽高，但蛋白质和膳食纤维含量也高，因此非常有饱足感。开心果也是（更棒的是得花很多时间剥壳）。腰果和椰子肉能为沙拉增添口味的变化，但是要审慎斟酌分量，坚果的热量可是很高的。

种子：葵花籽含有优质的脂肪，还有铁、锌、钾、维生素E及维生素$B_1$、镁、硒。麻雀虽小，五脏俱全。

汤：美国宾州大学的科学家发现，汤很能打压食欲。选择清汤或味噌汤，选择胡萝卜和香菜做汤，不要喝浓浓的海鲜杂烩汤。

谷麦片：燕麦是常备的低GL主食，混进其他东西，例如碾碎的干小麦（bulgur）、古斯古斯、藜麦（quinoa），含丰富的蛋白质和纤维质，烹煮容易，也是铁质的良好来源。

乳制品：乳制品虽然充满蛋白质和钙，脂肪含量也高。挑选低脂的替代品，奶酪拼盘留着明天再吃。无脂的酸奶有蛋白质、钾，想要益生菌的话它也有，跟坚果一样能延长你的饱足感。

不论在断食日（或任何日子）吃了什么，最重要的是好好品味、慢慢吃。请参阅第三章的菜单，你会对此更有概念。

### Q: 蔬菜应该生食还是熟吃呢？

A：蔬菜是生吃好还是熟吃好并没有定论。烹调会破坏维生素、矿物质、酶类，但也能软化纤维质，让身体更容易吸收营养素。烹调其实能提高番茄的强效抗氧化物茄红素的吸收率。一小坨番茄酱不是什么坏东西。同时，水煮或蒸熟的胡萝卜、菠菜、菌菇、芦笋、卷心菜、青椒等蔬菜会比生吃吸收到更多的抗氧化物，诸如类胡萝卜素（carotenoids）、阿魏酸（ferulic acid）。烹煮蔬菜的缺点是会破坏维生素C。我们的建议是：多吃蔬菜，爱吃哪一种就吃哪一种。

Q: 平日可以随心所欲地吃吗？

A：对。尽管似乎违反直觉，但非断食日真的没有禁止的饮食，全部不设限。在一周5天不限制热量的日子里，我们都随兴饮食，例如炸鱼配薯条、烤马铃薯、饼干、蛋糕。伊利诺斯大学的研究确实发现，在“解脱日”吃意大利面、比萨、炸薯条的志愿者，照样减轻了体重。

尽管如此，不要试图弥补断食日而拼命大吃，像个蓝莓派大胃王比赛的参赛者一样狂吃。

在限制热量摄取一天之后，其实不会出现“过量摄食”的现象。这或许令人意外，却从大家的亲身经历得到验证。许多断食者说，在断食日的隔天不会特别饿。非但如此，很多人发现一旦养成轻断食的生活习惯，就不再热爱已经爱了半辈子的高糖、高脂食品。目前我们只能揣测其中的原因，但有些人的确因为减肥的成效而出现镀金效应：身体变得越轻盈，决心就越坚定，吃得更健康，减少食用比萨、汉堡、油炸食品，这样的生活方式转变似乎也是很自然的。

话虽如此，人类进化成偏爱高热量的食物，那曾经给我们生存的优势，而轻断食最大的优点或许正是一周5天都可以享用美食。大半时间没有限制，不剥夺，没有罪恶感。不否决美食的心理影响极大，可消除“去抑制效应”（disinhibition effect），亦即食物一旦被列入禁止清单，我们反而更可能去吃的矛盾现象。

因此，记住，这不是暴饮暴食与挨饿的循环，而是和谐又温和的饮食方式。研究及经验显示，轻断食可以调节食欲，不会让食欲变得极端。你可以在非断食日狼吞虎咽，努力地将冰箱里每一种口味的冰激凌都塞进肚子。即使真的这样做，照样可以得到些许断食带来的新陈代谢效益，但你不会那样做。最可能的情况是，你会保持温和，几乎浑然不觉地、本能地留意热量的摄取。同样的，一旦偶尔为之的断食校正了味蕾，你可能发现自己自然而然偏爱健康的食物。因此，没有错，自由进食吧，百无禁忌，但你的身体保证会自己喊停。

### Q: 早餐很重要吗?

A：饮食教条长期主张早餐是一天里最重要的一餐，不吃早餐，就像出门却没穿外套。但那未必是事实。最近的研究显示，早餐分量提高的话，午餐也会吃得多，连带晚餐也是，怪不得一天摄取的热量总额会提高。有些断食者发现自己需要食物来展开一天，有的人则情愿晚一点再“中止禁食”。请自己做主，不论你选择什么模式，日后都可能改变。

### Q: 我能喝什么?

A：大量摄取水分，只要热量不高就好。一如轻断食的诸多选项，要喝什么完全由你决定。多喝开水，开水没有热量，真的零热量，开水比想象中更能止饿，也可以避免你将口渴误认为饥饿。在夏天，加进黄瓜片或一些柠檬汁，做成冰饮来喝。想喝热饮的话，味噌汤有蛋白质，喝起来像食物，一杯只有约40大卡。菜汤也有同样的效果。用开水冲一杯低热量的即溶热巧克力呢？不到40大卡，也能抚慰心灵。零热量的饮品更好。热柠檬茶是断食者热爱的主要饮料，但也许你情愿加薄荷叶或洒一点丁香、姜片、香茅。喜爱花草茶的话，试试不熟悉的口味来增加生活情趣：甘草加肉桂、柠檬香草加姜、薰衣草、玫瑰加洋甘菊……

绿茶可能含有促进健康的抗氧化物（有待商榷），如果你喜欢，就喝吧。记住，不论是茶或咖啡，都应该不加奶、不加糖。果汁的糖分通常高得惊人，纤维含量也比整只的水果低，不吭一声就擅自提高你摄取的热量。市售水果汁的糖分可能跟可乐不相上下，满载热量，会让人上瘾，会侵蚀牙齿。如果你需要有味道的饮料，谢绝果汁和水果冰沙，改喝以大量白开水稀释的无酒精饮品，例如苏打水加少许小红莓综合果汁以及大量的水。

### Q: 酒精类饮品呢？

A：酒精类饮品虽然美味，却只会给你热量。一杯白酒约有120大卡热量，350毫升的啤酒有153大卡热量。除非你真的不喝会死，断食日务必不要摄取酒精。断食日是缩减每周饮酒量却不会觉得辛苦的大好机会，就当作你每星期戒酒两天吧，两天并不难达成。

### Q: 咖啡因呢?

A：越来越多证据显示，享受咖啡其实不必心怀罪恶感，因为咖啡有益健康，可以协助避免大脑老化，改善心脏健康，减少肝癌及中风的风险。因此，平时习惯喝咖啡的人就喝。咖啡是对抗无聊的强效武器，暂时放下工作来杯咖啡是很愉快的事。咖啡不会阻碍新陈代谢，因此断食日不必忌口。但有失眠困扰的人，不要太晚喝咖啡。当然，应该选择黑咖啡。附带一提，一杯455毫升的焦糖玛奇朵有224大卡热量。

### Q: 零食呢?

A：轻断食的概念是让身体偶尔歇一歇，停止进食。让嘴巴休息，让肚子放假。假如你一定要在断食日吃零食的话，吃的时候要保持清醒，节制分量，永远小心GI值。

| 食物 | GI | GL | 分量（克） |
|---|---|---|---|
| 坚果 | 27 | 3 | 50 |
| 爆米花 | 72 | 8 | 20 |
| 米饼 | 80 | 19 | 25 |
| 水果棒冰 | 93 | 20 | 30 |
| 巧克力条 | 65 | 26 | 60 |

你清楚巧克力条根本不是健康食品，但你知道水果棒冰甚至米饼的糖分有多高吗？记住，加工食品往往暗藏糖分，虽然方便，却无益健康，没有新鲜蔬果的营养优势。试试吃胡萝卜或芹菜条蘸鹰嘴豆泥，或一把坚果，不过一定要纳入每日的热量计算（不要作弊）。

最好不要习惯性地吃零食，即使是低热量、高营养的零食也不建议。本书的断食计划一部分的理念是重新训练你的胃口，因此不要过分刺激食欲。如果你嘴巴馋到受不了，不如喝点东西。

Q: 假如我作弊，吃了几片薯片或一块饼干会怎样？

A：在此澄清，这是讲轻断食的书，轻断食是自愿适当地戒绝进食。轻断食有益健康的原因，绝不单纯是减少热量摄取而已。断食对身体好，是因为人体很可能就是为了轻断食而打造的。一如前述，科学术语是毒物兴奋效应（hormesis），越挫就越勇。尽管挨饿不好，短暂地严格缩减饮食却是好事。

因此，轻断食的目标是为身体开创出一个没有食物的喘息空间。将热量摄取的限制稍稍放宽到510大卡（男士的话是615大卡）无伤大雅，不会毁掉断食日。确实，在断食日将热量的摄取缩减到平常的四分之一，只是经临床证实可以改善代谢率的做法。虽然500或600大卡本身没有特别的魔法，但是请努力坚守这些数字，总得画出清楚的界线，这项策略才能在中长期发挥效用。

在断食日多吃一块饼干将会违反你的目标，更别提那大概会使你的血糖飙升，可能一口奶油浓郁的饼干，就几乎吃掉了一个断食日的热量上限。轻断食的时候，需要理智而一贯地慎选食物，遵守本书的饮食计划。运用你的意志力，提醒自己再撑一下就是明天了。

### Q: 可以靠代餐①撑过刚开始断食的日子吗？

A：轻断食的最初几周通常最难坚持。有不少实行断食的人说，市售的代餐协助他们度过那段日子。使用代餐比计算热量简单，在一波波的饥饿感来袭时，只要喝点代餐就好了。我们不爱喝代餐，因为我们认为真正的食物比较好，但如果你觉得代餐能够助你一臂之力，你就喝代餐吧。最好挑选糖分低的品牌。

### Q：断食的时候应该吃营养补充品吗？

A：轻断食是一种间歇式断食的方式，不是剥夺饮食，因此长期下来，从各种食物摄取的营养应该会保持稳定，足以供应身体需要的全部维生素和矿物质。如果你听从建议，断食日的饮食以蛋白质及蔬果为主，便能从中得到所需的养分，用不着瓶装昂贵的综合维生素药丸。但是，务必慎选断食日的饮食，确保在一周之中摄取了适量的B族维生素、omega-3脂肪酸、钙、铁。明智地规划，选择优质的食

① 所谓代餐，就是取代部分或全部正餐的食物，常见的代餐形式有代餐粉、代餐棒、代餐奶昔以及代餐汤等。代餐除了能够快速、便捷地为人体提供各种营养物质外，还具有高纤维、低热量、易饱腹等特点。

物。但是，如果合格的医护人员建议你服用某一种营养补充品，断食日就应该继续服用。

Q: 断食日应该运动吗？

A：有何不可？为了保持灵活及正常，断食日没有理由改变日常的活动模式。研究显示，即使是更严厉的三日断食，不论进行短时间的激烈运动，或长时间的中等强度运动，照样不会影响成绩。运动员偶尔断食时，表现丝毫不逊色。2008年，有一项针对突尼斯足球运动员在斋戒月表现的研究发现，断食完全不影响球员的成绩：每位球员的速度、力量、灵活度、耐久力、传球能力、控球技巧都受到评估，断食没有使他们的表现打折扣。事实上，如果你追求最佳的体能，更应该要知道，在断食状态下接受训练，可以提升你的代谢适应（metabolic adaptations），也就是长期来说，能提升你的表现，还能改善肌蛋白合成（muscle protein synthesis），促进运动后进食的合成反应。

原来，空腹运动有多重效益，促使身体燃烧更多脂肪，而不依赖刚摄取的碳水化合物。别忘了，如果你在燃烧脂肪，热量就不会囤积。前文提过，一份最近的研究发现，在早餐前运动有助于提高代谢率及减肥。《纽约时报》提到，同一份研究指出，在早餐前运动“能对抗纵情口腹之欲的有害影响”，因此空腹运动是“对抗节假日”的简易方法。这份研究的作者们指出：“我们目前的资料显示在空腹状态下运动，比摄取过碳水化合物后运动更有效率。”这项结果绝对引人深思。

Q: 两性对轻断食的反应一样吗?

A：显然，两性的新陈代谢及激素都不同。由于进化，两性储存及使用脂肪的方式不一样。女性的脂肪较多，比较会储存脂肪，运动燃烧的脂肪也较多。

虽然这个领域的研究不多，有些证据显示断食的女性在耐力训练的表现比重量训练优异。有趣的是，男性通常比女性容易做到在空腹时运动。

从整体的健康来看，偶尔短时间断食的效益在两性身上都很明显。虽然有不少以男性志愿者进行的人体研究，但也有的研究则是男女混合被试，或是以女性志愿者为主。蜜雪儿·哈维博士研究的志愿者远远超过两百人，清一色是女性。她们的研究结果都很惊人，但必须进行更多的实验才能分析断食对激素的真实影响，尤其是不同年龄层的女性。一如本书的所有建议，请谨慎行事，要有自知之明。断食不是要让你受苦受难，而是通往健康的康庄大道。如果每次短暂的断食干扰了你的生理期或睡眠模式，不论原因为何，就调整你的做法，直到找出适合自己的平衡点。

### Q: 想要怀孕的人可以断食吗？

A：不要断食，千万不要。这仍然有待科学研究，目前的临床实验不足以评估短暂断食对生育能力的影响，因此小心为上。有孕在身的人也不要断食。儿童也绝对禁止断食，他们仍然在发育，不应该承受任何形式的营养限制。同样的，如果你本身有健康问题，请向你的主治医生咨询，就如采取任何减肥计划前必须咨询医生一样。

### Q: 不应该断食的人还有哪些？

A：如果你身体健康，短期断食都应该没问题。如果你服用任何形式的药物，请先咨询医生。有些人不适合断食，例如：Ⅰ型糖尿病患者，有不正常食欲障碍的人。已经极为苗条的人也不要断食。儿童永远不应该断食，这种断食方式只限18岁以上的人采用。

### Q: 会不会头痛？

A：如果你闹头痛，可能是因为脱水，而不是缺少热量。你可能出现对糖分的轻微戒断症状，但由于断食的时间很短暂，应该不需要特别担心戒断症状。一定要多喝水，依据你平常的习惯处理头痛。如果今天断食令你特别不舒服，就停止断食。一切由你做主。

### Q: 我应该担心低血糖的问题吗？

A：如果你健康良好，身体便是效率惊人、功能完善的机器，有能力快速调节血糖，事实上，那是身体自我建设的功能。短时间的断食不太可能造成低血糖的反应。我们需要不时进食以避免“血糖暴跌”的观念最近广为流传，但那是误区。如果你遵循本书的指导原则，在断食日摄取升糖指数低的食物，血糖应该会维持稳定。但切忌过火。如果你延长断食的时间，超过了本书建议的一周两次二十四小时的饮食调节计划，血压可能会降低，血糖也会下降，以致头晕目眩。因此，断食一定要保持明智。如果你罹患Ⅱ型糖尿病，在改变任何饮食之前，都应该向医生咨询。

### Q: 会四肢无力吗?

A：在短时间内蓄意温和地断食，不会让人疲惫不堪，有些断食者甚至说断食日及断食日的隔天，精力都特别充沛。就如平时的生活，必然会碰到高低起伏，有好有坏。

有趣的是，许多我们遇到的轻断食人士说自己的精力不降反升。自己执行轻断食看看吧，你说不定会发现断食日结束得比大部分日子早——早早上床、不喝酒、呼呼大睡，这些是让第二天的早餐提前到来的好方法。

### Q: 我会饿着肚子上床吗?

A：大概不会，但这涉及了你的新陈代谢率，以及你如何规划断食日摄取热量的时间。饥饿的话，就转移注意力。洗个泡泡浴，看一本好书，拉拉筋，来杯花草茶。鼓舞自己：恭喜自己又一次来到断食日的尾声。或许很令人惊讶，但断食者说第二天闹钟响起时，不会像饿虎扑羊一样立刻拔腿冲向食物。饥饿是一只难以捉摸的野兽，食欲很快便会厘清它的节拍。

### Q：身体会不会进入“饥饿模式”，拼命留住脂肪呢？

A：由于我们没有天天限制热量，身体不会进入传说中的“饥饿模式”。我们的断食永远不至于激烈，做法温和，时间又短，因此身体会燃烧囤积的脂肪以获取能量，不会牺牲肌肉组织。研究显示，偶尔断食不会降低新陈代谢。即使是极端的断食，例如连续三天禁绝全部食物，或是连续三周每隔一天便禁食一天，都没有降低基础代谢率。间歇式断食也没有提高刺激饥饿感的激素脑肠肽（ghrelin）。路易斯安那州潘宁顿生物医学研究中心（Pennington Biomedical Research Center）的研究员发现：即使断食36小时，男性及女性的脑肠肽浓度仍然没有改变。如果你遵循本书建议的温和、审慎做法，短暂禁绝食物是有科学证据的健康之道。

### Q：如果断食日的时候，周遭每个人都在吃东西呢？

A：参与他们，但冷静地留意自己的饮食。虽然亲友的支持是一项助力，但大肆宣扬你在断食只会令自己觉得别扭，让这种饮食方式变成一种干扰、一种障碍，不再是可以轻松融入生活的断食法。记住自己的王牌：明天就能恢复正常饮食。当然，总有些日子会比平常更困难。

毋庸置疑，当你参与以食物为重头戏的活动或节庆时，可能会觉得肚子特别饿，不能顺利地断食。如果你的计划表上有社交活动，就在活动的前一天或后一天断食。本书的断食计划弹性十足，你照样可以出席那场婚礼、生日聚会、周年纪念晚餐、洗礼、犹太成年礼、晚餐约会、去豪华餐厅。在圣诞节、复活节、感恩节之类节日都暂停断食。对，你说不定会长胖一些，但这是你的人生，不是无期徒刑。你永远可以脱离断食的规范，吃薯条、蘸酱跟烤肉，等所有活动结束后，再重拾更严格的断食。

Q：如果我目前是大胖子呢？

A：临床实验显示，轻断食是让肥胖人士减肥且不反弹的可行方式，甚至是最有效的方式之一。越胖的人，初步减除的体重也越高。如果你吨位很重，可能不论出于什么原因，传统的节食对你无效。轻断食的特殊之处在于弹性，反对罪恶感，在非断食的日子允许“愉悦的食物”。前文引用过蜜雪儿·哈维博士及东尼·豪威尔（Tony Howell）教授的研究，他们的研究显示过重的女性多半可以适应每周控制热量两天，而且减掉不少体脂肪，即使是长期以来都有体重问题的女性也一样。就如任何疾病，肥胖症的人若是想要断食，我们建议要由医学专家负责督导。

Q：如果我想加快效果，一周可以断食3天吗？

A：麦克尔在前文提过，克丽丝塔·瓦乐蒂及芝加哥伊利诺斯大学研究团队的实验提出了有力的科学证据，证实做法比较严苛的间歇式断食具有健康效益。他们进行过不少控制严格的研究，让志愿者隔日断食（ADF）。这种间歇式断食是每隔一天就限制热量摄取一次，女性的额度是500大卡，男性是600大卡。参与这些实验的志愿者大部分都减轻很多体重，减掉的主要是脂肪，有些健康指标也出现显著的改善，包括胆固醇。

Q：我已经够苗条了，但也想要得到轻断食的健康效益，有什么办法吗？

A：如果你已经拥有合理的满意体重，仍然可以好好断食，但在非断食日多摄取一些高热量的食物。我们访谈过这个领域的主要研究人员都很苗条，也照样断食。练习一段时间后，便会找出怎样平衡断食日与进食日的饮食，让体重维持在设定的范围内。或者，每八到十天断食一天，而不是一周两天。目前，学界还没有研究过这样做的效果，但请以自己的常识判断，注意体重，不要往下掉就好。但如果你已经非常削瘦，或是有食欲失调的困扰，都不宜进行任何形式的断食。如果有疑问，请向医生咨询。

Q：现在开始轻断食太迟了吗？

A：恰恰相反，想断食就立刻行动吧。轻断食可能会延长你的寿命，调节你的食欲，协助你减轻体重。这些好处很快就会得到，通常在你断食的第一周就能看出效果。这全部都能让你的老年更健康苗条，更长寿，更少看医生，精力更充沛，更不易生病。

我们的建议是：立刻开始轻断食。

Q：执行轻断食计划的时间要多久？

A：有趣的是，轻断食的断断续续式饮食规划，其实吻合很多天生瘦子的饮食习惯。有些日子他们只吃一点点东西，有些日子则大快朵颐。以长期来说，这正是轻断食的未来走向。习惯之后，身体自然会调节在断食日与进食日的热量摄取，直到一切习惯成自然。达到理想的体重后，可以改变断食的频率。试试看，但不要脱离正轨，保持警觉。你的目标是永久地改变生命，不是昙花一现，不是三分钟热度，不是晚宴上的闲聊。这是维持体重不反弹的长路。这是你会永久实践的适合你的饮食模式，直到生命的尽头。

## 轻断食的未来展望

之前提过，断食已有数千年的实践历史，但科学界才刚开始研究。直到八十多年前，才出现第一份关于限制热量摄取的长期效益的证据，当时康奈尔大学的营养学家进行老鼠实验，发现如果严格限制老鼠的食物分量，它们会变长寿，寿命延长很多。

之后，研究证据持续出现。限制热量摄取的动物不仅长寿又健康，而且做过间歇式断食的老鼠也一样。最近这些年，研究对象从啮齿动物变成了人类，而人类研究也出现了与老鼠研究相同的健康改善模式。

那轻断食的未来呢？做过很多首开先河的类胰岛素一号生长因子（IGF-1）研究的瓦尔特·隆戈博士，正与南加州大学的同事进行几项人体试验，研究断食对癌症的影响。他们已经证明了断食可以降低生成癌症的风险，现在他们想知道断食是不是也能提高化学治疗及放射治疗的成效。

在曼彻斯特的创世纪乳腺癌预防中心工作的蜜雪儿·哈维博士，以及东尼·豪威尔教授设计了各式各样的两日间歇式热量控制做法，予以实验，研究成果斐然。在本书引用的几项研究中，一共动用了几百位女性志愿者。这些研究显示，采用间歇式限制热量摄取的人，减肥效果不输给天天控制热量的人。

老化研究所的马克·马特森博士不断研究断食、间歇式断食对大脑的影响，已发表了数十篇研究报告。在他目前的研究中，有几项我们特别希望看到结果，包括深入研究人类志愿者在间歇式断食实验中的大脑变化。

此外，他的研究团队也在研究药物疗法，因为他们了解断食虽然好处很多，但也许很多人不想要断食。举例来说，他们正在研究名叫Byetta的药物，这是治疗糖尿病的药物，但也似乎能够刺激制造大脑衍生神经滋养因子（BDNF）。就如前述，这也许能保护大脑对抗老化的摧残。希望相关的药物即使不能预防阿尔茨海默症，也至少能大幅减缓其症状的恶化。

之前，间歇式断食一直是科学界最不为人知的秘密。我们对这个领域的科学研究极感兴趣，希望早日看到研究成果。

# 第三章

# 轻断食饮食计划

## 轻断食的13个烹饪秘诀

1.本章所列出的低热量、低GI值的叶菜类的分量可以随心所欲提高。

反正叶菜要吃到过量可没那么简单，如果需要能够填肚子的食物，就选择叶菜。焗烤蔬菜很美味，但只有轻微蒸煮的最好。买一组蒸笼，健康又环保地将蛋白质类食物和蔬菜分层摆放蒸熟。

2.有些蔬菜在烹煮后更营养，有的则最好生吃。

烹煮可以瓦解某些蔬菜的细胞结构，却不会破坏维生素，让你吸收更多养分，例如胡萝卜、菠菜、菌菇、芦笋、卷心菜、青椒。至于生菜，撕成碎片就好啦。

3.断食日应该摄取低脂饮食，不是零脂肪饮食。

一小匙橄榄油可以用来烹调，或洒在蔬菜上提味，或用橄榄油喷雾器（olive oil spray）喷上薄薄一层油。食材包括坚果及油脂较多的肉类，例如猪肉。沙拉务必加上清爽的油类酱料，以便吸收脂溶性维生素。

### 4.柠檬或柳橙酱汁中的酸性可以让你从叶菜中吸收更多铁质。

例如，菠菜和卷心菜。水田芥（即西洋菜）加柳橙也是优异的组合，还可以洒一些芝麻、葵花籽或去皮的杏仁，以摄取一些蛋白质，增加爽脆的口感。

### 5.永远用不粘锅减少高热量的油脂。

如果食材粘到锅子上就加水，而不要加更多油。

### 6.食材准备好之后（去皮、切片、剁碎）才称重量。

这样做热量计算才会精确。你可以买一台料理用的磅秤。

### 7.乳制品也包括在轻断食的菜单中。

选择低脂奶酪、低脂牛奶以及低脂酸奶。断食日不要喝拿铁咖啡，拒绝奶油，这些都是热量陷阱。

### 8.避免淀粉含量高的白色碳水化合物。

这类食物包括面包、马铃薯、面条等。选择GI值低的碳水化合物，例如蔬菜、大豆、扁豆，以及全麦麦片。选择糙米和藜麦当作主食。另外，早餐吃燕麦粥的饱足感，会比玉米片更久。

### 9.断食日务必摄取膳食纤维。

记得苹果和梨子要连皮吃，早餐多吃燕麦，叶菜更是多多益善。

### 10.尽量增添食物的风味。

辣椒末能让任何咸的菜肴更带劲。醋，包括意大利葡萄醋（balsamic），可增加酸度。也可以加进新鲜的香草，几乎零热量，却赋予一道菜独特的风味。

### 11.蛋白质可延长饱足感。

务必选择低脂的蛋白质，包括坚果和豆类。肉类在烹调之前去皮、去除油脂。

### 12.汤是断食日的救星。

尤其是如果你选择饮用加了很多叶菜的清汤、味噌汤，这是一种很棒的选择。汤给人饱足感，也是清掉在冰箱里渐渐萎黄的食材的好方法。

### 13.允许甜味替代品。

必要时可选择一些GI值很低的食物充当甜味剂，如龙舌兰糖浆。龙舌兰糖浆也是糖尿病人喜爱的甜味代用品。

## 女性的轻断食菜单

### 第一种

早餐（142大卡）

约半杯低脂白奶酪（78大卡）

一只切片的梨子（40大卡）

一颗新鲜无花果（24大卡）

晚餐（352大卡）

3～5片鲑鱼（100克，180大卡）

3～5片金枪鱼（100克，136大卡）

两小匙[①]酱油（2大卡）

芥末酱（0大卡）

腌姜片（9大卡）

一只蜜柑（25大卡）

一日合计：494大卡

---

① 本书中，一小匙（teaspoon）等于5毫升。一大匙（tablespoon）等于15毫升。一杯是8盎司，等于225毫升。以下不再说明。

### 第二种

早餐（190大卡）

燕麦粥，40克水煮的燕麦碎粒（160大卡）

约半杯新鲜蓝莓（30大卡）

晚餐（306大卡）

炒鸡柳（281大卡）

鸡胸肉140克切成鸡柳（148大卡）。不粘锅加一小匙橄榄油（27大卡），加进一小匙姜末（2大卡）、一大匙香菜末（3大卡）、一瓣蒜头压碎（3大卡）、两小匙酱油（3大卡）、半只柠檬的汁（1大卡），将鸡柳炒到略微酥黄。食材粘到锅上的话就加水。

加进半杯去丝的荷兰豆（12大卡）、一杯半的卷心菜丝（26大卡）、两根去皮切成细条的大胡萝卜（36大卡），再炒5~10分钟，直到鸡柳全熟。必要时加水。

一只蜜柑（25大卡）

**一日合计：496大卡**

### 第三种

#### 早餐（125大卡）

一只小的水煮蛋（90大卡）

半个葡萄柚（35大卡）

#### 晚餐（371大卡）

**素食辣酱饭（371大卡）**

一瓣剁碎的蒜头（3大卡）、去籽剁细的大红辣椒半根（3大卡），在不粘锅用一小匙橄榄油（27大卡）爆香。

加进一撮孜然粉、两只小的白蘑菇或一只大的白蘑菇切碎（3大卡），炒5分钟，粘锅时就加水。

加进200克番茄丁（32大卡）、200克洗净的菜豆（190大卡），焖约10分钟。

混入半杯煮熟的糙米（113大卡），与辣酱一起上桌。

**一日合计：496大卡**

## 第四种

### 早餐（178大卡）

113克熏鲑鱼（132大卡）

一片原味饼干（35大卡）

一小匙半的低脂鲜奶奶酪（11大卡）

### 晚餐（322大卡）

泰式沙拉（322大卡）

将50克米粉（194大卡）泡在水中。

在碗中放进两大匙泰式鱼露（20大卡）、一只柠檬的汁（1大卡）、一小匙糖（16大卡）、葱花（5大卡）、剁碎的辣椒（1大卡），搅拌均匀。在碗中加入10只熟虾仁（30大卡），切成丝的两根胡萝卜（55大卡）。

沥干米粉，加进碗中，将食材一起轻轻搅拌均匀。

一日合计：500大卡

## 第五种

### 早餐（171大卡）

**草莓冰沙（171大卡）**

取一小根香蕉（95大卡）、爽快的半杯无脂原味酸奶（62大卡）、七只去蒂草莓（14大卡），加一些水和碎冰，放进打汁机打成浓稠状，立刻食用。

### 晚餐（325大卡）

**烤吴郭鱼[①]（202大卡）**

烤炉或烤箱预热到200℃，在小烤盘喷极薄的一层油，将200克左右的吴郭鱼排（202大卡）放在烤盘上，洒上你最爱的干燥香辛料，烤15~20分钟，直到全熟。

**一只小的水波蛋（90大卡）**

**三分之二杯略蒸过的花椰菜（33大卡）**

**一日合计：496大卡**

① 即非洲鲫鱼，也可用鲈鱼代替。

## 第六种

### 早餐（223大卡）

一只小苹果，切片（47大卡）

一只小芒果，去皮、去籽（86大卡）

一只小的水煮蛋（90大卡）

### 晚餐（267大卡）

**蒜香金枪鱼豆子沙拉（267大卡）**

在沙拉碗中混合：一杯半洗净的白豆[①]（108大卡）、140克水煮白金枪鱼罐头一罐（119大卡）、57克小番茄（grape tomatoes，16大卡）、一杯嫩菠菜（8大卡）。

在小碗混合：一瓣压碎的蒜头（3大卡）、柠檬汁和柠檬碎屑（1大卡）、半小匙橄榄油（12大卡）、一些白酒醋。洒在沙拉上，一起搅拌均匀。

**一日合计：490大卡**

① 也叫眉豆、饭豆，比黄豆稍大，扁平状，色白。

## 第七种

### 早餐（140大卡）

一只小的水煮蛋（90大卡）

三片特薄的无脂火腿（25大卡）

一只蜜柑（25大卡）

### 晚餐（358大卡）

素比萨（358大卡）

预热烤炉或烤箱到200℃，在8英寸的全麦薄饼皮（144大卡）上加一大匙番茄酱（5大卡）、57克切丁的新鲜莫扎里拉奶酪（mozzarella，159大卡），洒上约170克切好的略蒸蔬菜（50大卡），不管是蘑菇、红椒、栉瓜、西葫芦、洋葱、茄子、菠菜都可以。洒上些许意大利香草调味料，烤5~10分钟，直到奶酪融化。

**一日合计：498大卡**

## 第八种

### 早餐（256大卡）

**熏鲑鱼炒蛋（256大卡）**

将两只小的蛋（180大卡）及一大匙脱脂奶（5大卡）打匀。不用油，在不粘锅上炒蛋，但不要烧到全干。从炉台移开，拌进50克切成条状的熏鲑鱼（71大卡）。

### 晚餐（244大卡）

**醋焗蔬菜淋奶酪屑（194大卡）**

预热烤炉或烤箱至200℃，在烤盘喷一层极薄的油。在烤盘中混合：小番茄10颗（27大卡）、半条去蒂后切片的小栉瓜（9大卡）、切丁的茄子半杯（11大卡）、比一杯略少的切片红甜椒（50大卡）。洒上新鲜罗勒（1大卡）、半小匙意大利葡萄醋（6大卡）。烤20~25分钟，偶尔翻动，直到蔬菜变软、轻微变黄。上菜前，洒上四分之一杯帕玛森奶酪屑（90大卡）。

**两只蜜柑（50大卡）**

**一日合计：500大卡**

### 第九种

#### 早餐（130大卡）

半杯无脂原味酸奶（62大卡）

四分之一杯新鲜蓝莓（18大卡）

六片特薄的无脂火腿（50大卡）

#### 晚餐（360大卡）

菲达干酪尼斯沙拉（360大卡）

一只小的蛋煮到全熟，放凉后剥壳、切碎（90大卡），放进沙拉碗，拌进：切碎的少量莴苣叶（3大卡）、四分之一杯切碎的蒸四季豆（12大卡）、比一杯略少的切碎的小黄瓜（10大卡），搅拌均匀。

加上比三分之二杯略少的碎菲达干酪[①]（225大卡）、一杯半去核切片的特大黑橄榄（19大卡）、一大匙切碎的香芹（1大卡）。

洒上白酒醋，上菜。

**一日合计：490大卡**

---

① 传统的菲达干酪主要以绵羊奶制作，现在也有用牛奶制成的。这种干酪没有外壳，干酪肉为白色，坚实但易碎，上面有小洞眼及裂缝，味道浓烈，富有盐味。

## 第十种

### 早餐（200大卡）

**奶酪番茄蛋卷（290大卡）**

两只小鸡蛋（180大卡）加一大匙脱脂牛奶（5大卡）打匀，在没有加油的不粘锅加热，不翻动，煮到蛋汁凝固但表面仍然微湿。铺上两片极薄的新鲜番茄片（5大卡）和一片片装奶酪（100大卡）。整锅从炉台移开，盖上锅盖，焖到奶酪融化。

### 晚餐（209大卡）

**轻断食特制沙拉（191大卡）**

新鲜莫扎里拉奶酪57克，切片（159大卡）。中等尺寸的番茄一只，切片（26大卡）。一片奶酪、一片番茄排放在盘子上，洒上新鲜罗勒，半小匙意大利葡萄醋（6大卡）。

**比半杯略少的去蒂草莓（18大卡）**

**一日合计：499大卡**

## 男性的轻断食菜单

### 第一种

#### 早餐（283大卡）

**蘑菇菠菜烘蛋（245大卡）**

中型洋葱半只切片（27大卡），在不粘锅中用一小匙橄榄油（27大卡）炒到变透明。加进切好的两只小白蘑菇或一只大白蘑菇（3大卡），炒到微软。加进一杯松松的嫩菠菜（8大卡），再炒2分钟。

倒进两小只打好的蛋（180大卡），不翻动，煮5分钟之后放进烤箱，用大火烘到蛋汁凝固。

**比一杯略少的去蒂草莓（38大卡）**

#### 晚餐（312大卡）

**焦香金枪鱼佐烧烤蔬菜（312大卡）**

一小只去蒂、去籽的红色甜椒切开（38大卡），一小条栉瓜去蒂并切成约半厘米宽的片状（18大卡），一同放进碗中加一小匙橄榄油（27大卡），搅拌均匀，加进些许调味料。在烤锅中，将切好的蔬菜用中大火烤5分钟，翻面后再烤5分钟，装盘，洒上一点柠檬汁。

用同一个烤锅烤一块200克的金枪鱼排（229大卡），翻面一次，烤到个人喜欢的熟度，与蔬菜盛在同一个盘中，也洒上一点柠檬汁。

**一日合计：595大卡**

## 第二种

### 早餐（288大卡）

两小只水波蛋（180大卡）

一片全麦吐司（78大卡）

三十颗新鲜覆盆子（30大卡）

### 晚餐（304大卡）

番茄烤鲑鱼（279大卡）

预热烤炉或烤箱到200℃，在小烤盘喷上极薄的一层油，放上一块142克的去皮鲑鱼排（252大卡）和十只小番茄（27大卡）。烤15～20分钟，直到鲑鱼烤熟。

半杯切好的蒸四季豆（25大卡）

一日合计：592大卡

### 第三种

#### 早餐（308大卡）

**果麦早餐（308大卡）**

传统燕麦片三分之二杯（201大卡），一只小苹果连皮一起切丝（47大卡），加三分之二杯脱脂奶（60大卡），一同搅拌。浸泡一会儿，让燕麦片变软。

#### 晚餐（292大卡）

**轻断食特制凯萨沙拉（292大卡）**

在烤锅中，用中大火烤两片加拿大培根（86大卡）5分钟，翻面一次。放凉后切成大块。

将142克鸡胸肉（148大卡）从中间切成较薄的两片，两侧各烤3分钟，直到全熟，切丁。切好的莴苣叶约两杯（16大卡）。将鸡肉丁铺在莴苣叶上，洒一大匙帕玛森奶酪屑（22大卡）、一大匙无脂的凯萨沙拉酱（20大卡），最后将培根散放在最上面。

**一日合计：600大卡**

## 第四种

### 早餐（340大卡）

**奶酪番茄蛋卷（290大卡）**

两只小鸡蛋（180大卡）加一大匙脱脂牛奶（5大卡）打匀，在没有加油的不粘锅加热，不翻动，煮到蛋汁凝固但表面仍然微湿。铺上两片极薄的新鲜番茄片（5大卡）和一片片装奶酪（100大卡），整锅从炉台移开，盖上锅盖，闷到奶酪融化。

**两只蜜柑（50大卡）**

### 晚餐（260大卡）

**腌牛排卷心菜沙拉（260大卡）**

用一小匙酱油（1大卡）、一只柠檬挤的汁（2大卡）、一瓣压碎的蒜头（3大卡）腌85克的沙朗牛排（120大卡）10分钟，取出牛排，在烤锅中以中大火烤到个人喜爱的熟度，翻一次面，起锅，放凉。

至于卷心菜沙拉，在碗中混合：一小根切成丝的胡萝卜（18大卡）、一杯半卷心菜丝（24大卡）、一把切碎的香菜（1大卡）。另取一个碗，混合一小匙糖（16大卡）、一大匙泰式鱼露（10大卡）、一只柠檬挤的汁（2大卡）、一瓣压碎的蒜头（3大卡）。然后倒到沙拉上，搅拌均匀，铺在盘子上。牛排切片，放在沙拉上面，加一大匙无盐干焙的花生（60大卡）。

**一日合计：600大卡**

## 第五种

### 早餐（177大卡）

#### 轻断食特制英式早餐（177大卡）

一片半厚片培根（107大卡）煎到酥脆，加热一小根速食香肠（59大卡），烤一小朵龙葵菇[1]的菇伞（3大卡），在上面放一杯松松的嫩菠菜（8大卡）。

### 晚餐（415大卡）

#### 纸包鲭鱼番茄（415大卡）

预热烤炉或烤箱至200℃，拿一张锡箔纸，喷上一层极薄的油。两只中型番茄（30大卡）切片铺在锡箔纸上，再放上170克的鲭鱼排（351大卡）。将锡箔纸的两个对角拉到中间，转紧，另外两个对角也如法炮制，直到紧密封住。烤10～15分钟，烤到鱼肉全熟，整包放到盘子上，小心打开。

三分之二杯稍微蒸过的青花菜或花椰菜（33大卡），加半只柠檬挤的汁（1大卡），洒一小撮盐。

### 一日合计：592大卡

① Portobello mushroom，又称牛排菇。

## 第六种

### 早餐（279大卡）

半杯脱脂原味酸奶（62大卡）

一小根香蕉，切片（80大卡）

五颗大草莓（20大卡）

三分之一杯蓝莓（25大卡）

六颗切碎的杏仁（92大卡）

### 晚餐（320大卡）

虾子水田芥酪梨[①]沙拉（295大卡）

在沙拉碗中，混合：一杯半剁碎的水田芥（6大卡）、142克剥壳的熟虾（139大卡）、半只切丁的酪梨（137大卡）、三大匙剁细的红洋葱（11大卡）、一大匙酸豆（2大卡）。接着洒上白酒醋，搅拌均匀。

一只蜜柑（25大卡）。

一日合计：599大卡

① 水田芥即西洋菜；酪梨即鳄梨，也叫牛油果。

## 第七种

### 早餐（261大卡）

#### 火腿配炒蛋（261大卡）

两只小鸡蛋（180大卡）加一大匙脱脂奶（5大卡）打匀，不用油，在不粘锅中炒到喜爱的熟度，与71克的无脂火腿片（76大卡）一起上菜。

### 晚餐（333大卡）

#### 辣味豆饼（333大卡）

在小汤锅中，以一大匙橄榄油（27大卡）拌炒下列食材：一小只切薄片的洋葱（22大卡）、一瓣压碎的蒜头（3大卡）、一大匙剁细的姜（2大卡）。炒5分钟后，等洋葱变透明，加一杯水，四分之一杯红扁豆（159大卡），孜然粉、香菜末、姜黄粉、辣椒粉、盐、胡椒各一小撮。煮滚后转为中小火，炖20分钟，炖到红扁豆变软。

淋上三分之一杯脱脂原味酸奶（40大卡），与一片印度薄脆饼（pappadum）一起上菜（80大卡）。

**一日合计：594大卡**

### 第八种

#### 早餐（331大卡）

两只水煮半熟蛋（180大卡）

五根蒸芦笋（33大卡），蘸蛋黄吃一片全麦吐司（78大卡）

两只小的李子（40大卡）

#### 晚餐（260大卡）

泰式牛排沙拉（260大卡）

将142克沙朗牛排（188大卡）烤到你喜爱的熟度，起锅，在室温置凉，逆着纹理切成肉丝。

在碗中，混合两杯莴苣叶（16大卡）和一杯卷心菜丝（24大卡）。用另一个碗，混合一只柠檬的汁（2大卡）、一小匙糖（16大卡）、一瓣压碎的蒜头（3大卡）、一根去籽剁碎的红辣椒（1大卡）、一大匙泰式鱼露（10大卡）。倒到沙拉上，轻轻搅拌均匀。

将沙拉放在盘子上，将牛肉丝排放在上面。

一日合计：591大卡

### 第九种

早餐（199大卡）

170克熏鲑鱼（198大卡）

半只柠檬，切成瓣状（1大卡）

晚餐（396大卡）

128克烤猪里脊的瘦肉，切片（302大卡）

一大匙去除油脂后的锅中汤汁（60大卡）

半杯蒸花椰菜（17大卡）

三分之一杯蒸碎青花菜（17大卡）

一日合计：595大卡

## 第十种

### 早餐（205大卡）

半杯脱脂原味酸奶（62大卡）

一小根香蕉，切片（95大卡）

两大匙无糖的原味什锦果麦（48大卡）

### 晚餐（386大卡）

培根菜豆汤（386大卡）

在汤锅中，用一小匙橄榄油（27大卡）煎两片切过的培根（116大卡）2分钟，把培根的油脂煸出来。加进剁碎的半只小洋葱（11大卡）、三大匙切碎的韭葱（11大卡）、半根切片胡萝卜（14大卡）、一根切碎的芹菜（1大卡），煮5分钟，直到洋葱变透明，如果食材粘在锅子上就加一些水。

将200克菜豆（206大卡）加进汤锅中，加一杯水，煮滚后用小火炖20分钟，把豆子炖到绵软，视个人口味加调味料。

倒进打汁机，打到个人喜爱的浓稠度，或捣泥，这样会有颗粒的口感。

一日合计：591大卡

# 第四章

# 实践者的经验分享

◇我会觉得非常“轻盈”，活力饱满，即使那明明是我的进食日，我也不想拼命吃东西“毁掉”那种感觉。

◇我是念神经生理学跟药理学的学生，你的轻断食纪录片深深启发了我，我决定“自己实验”。现在，这是要在我们学校执行的研究计划，我非常希望知道轻断食的生活对癌症复发的概率有什么影响。

◇我的外表的整体差异和成果都很明显，我得到了大量的赞美。当我跟人聊起轻断食，他们看起来都跃跃欲试。

◇轻断食感觉上是健康长寿之道，也是减肥的好方法。这绝对远远不只是瘦身，这真的是一整套生活方式。

◇好几位病人顺利实践了轻断食，他们觉得棒极了。

◇这种容易实践的轻断食饮食计划对抗肥胖的瘟疫，一定大胜目前其他的减肥计划。

◇轻断食的感觉好棒，不单单是因为体重变轻，也是因为我的精力变得更充沛，还能控制自己的饮食。

◇我在进食日照样吃布丁，陶醉其中，可是断食日就严格限制在500大卡以内，而我的体重依然往下掉。这真的有效。

◇实行轻断食四个月后，我同意你在纪录片的评语：轻断食可以改变世界。你的书将会推动这场革命。

## 读者来函

莫斯利医生：

自从月初收看了您的节目，我跟另一半都觉得很有道理，便采用了轻断食。目前为止，我们各自减轻一公斤多，但我们本来就没有过重，进食日仍然会吃几份咖喱和蛋糕。日后，我们绝对会长期进行某种形式的断食。

我是四十岁出头的气喘病患，因此，断食对发炎及其他抗老化的强大防护都令我兴趣浓厚……此外，我跑步曾经受伤，以致长期承受轻微腿痛的困扰，很希望在接下来的几个月，能够发现断食刺激了身体修复我的肌肉和神经。基本上，我希望提高身体的自我疗愈能力。

再次感谢您报道了精彩的科学知识。

爱莉森·瑞伊（AliSon Rae）

你好：

我实行轻断食14周，减了超过4公斤。我以前节食，从来没有瘦到现在这样。

原本体重：66.04公斤

目前体重：61.87公斤

身高：167.64厘米

减少的尺寸：

胸围：1.25英寸

上腹围：0.5英寸

腰围：1.75英寸

腹围：2.5英寸

臀围：2.5英寸

大腿：两腿都少了0.5英寸

胆固醇跟一年前测量的结果相同，是4.9。血糖值也没变，是4.7。

减肥之外的改善：

眼睛变清亮

精神变好

睡眠品质提高

头脑较清晰，思维更清楚

感觉健康

希望我的经验有参考价值。

祝　好

莎拉·汉弗莱斯（Sarah Humphries）

莫斯利医生：

你好。昨天按照承诺，完成了轻断食的第十三周。以下就是我这十三周（三个月，整整一季度）的轻断食现状报告。

这种断食计划是一周挑选不连续的两天，只摄取600大卡。其他时候，饮食都随心所欲。不必运动，不必天天计算热量，不会时时刻刻都挨饿，最棒的是不会饿死你。今晚吃印度菜，明天吃牛排，星期日大概会是意大利料理。夜夜都是狂欢夜。这种做法感觉不会太麻烦。可以说，我一周摄取的热量总额下降了（不只是在断食日），但我没有在进食日刻意忌口，只是单纯没那么饿。

这十三周以来，我按照自己的生活方式修改做法，已经很习惯在周一及周四断食。白天我什么都不吃，只喝三四杯茶或咖啡（只加极少量的牛奶），以及大约一升到一升半的开水。

回家后，我会踩健身脚踏车，一口气踩10英里（16公里）。昨天晚上，我花了三十分钟二十五秒完成。总之，就是维持20英里（32公里）的平均时速半小时。我按照自行车热血傻瓜论坛（Fool's dedicated cycling forum)上几位热血车手的建议，设定我的健身脚踏车，尽量让自己觉得像在公路上骑车。据此，我的运动量燃烧约550大卡。在断食日进食之前踩健身车，应该（我猜）可以强迫身体燃烧脂肪，而不只是燃烧通常会被身体充当短暂能量来源的碳水化合物。

至于饥饿感，倒是还好。我在断食日的前一天会比较晚用餐，这绝对有帮助。我发现即使只吃一点点早餐，也会激发一整天的饥饿感，所以我会等晚一点才用餐，摄取大概450大卡的食物，其中240大卡是调味的米饭，其余的是蔬菜。这很容易办到，其实一整天都不至于很饿，饿的时候只要做点什么事来分散注意力就好。但是，面对断食日，一定要做好心理准备。不然，你会饱受煎熬。只要正确执行，真的易如反掌。

我在八月中旬开始执行轻断食，体重比88.9公斤低一点点，皮带系在最后一格（我知道这不是很精确的数字，但愿我在开始的时候多测量一些数字，但管他呢）。

今天早上，体重计的数字显示是80.29公斤，皮带舒舒服服地系在第四格（用第三格的话有点松），一格比一英寸长一点点。我的减肥目标是不运动的话，就一周减半公斤（因为一周减少摄取4000大卡的热量，大约等于半公斤的肥肉）。但我一星期运动一小时，减肥速度提高了将近50%，变成花一样的时间减8.7公斤。

我打算持续到圣诞节，然后改成五一加一的模式（加一是指有一天摄取800大卡或900大卡）。如果新模式有效，我打算维持一辈子。

上星期六我在吃一顿完整的早餐后骑车，感觉轻松极了。我骑得很快，上坡很愉快，除了天气很冷之外，真的很痛快。大概是身体变得强健有活力的关系，精力非常充沛。

其他的效益：我从小就有气喘的苦恼，但现在几乎都消失了。我的“最大呼气流量”（peak flow）在断食的十三周以来提高了超过30%，大概是因为体重减下来以后，可以加强运动的关系。

说起来有点娘，但我的肤质大幅改善。粉刺、黑头都没了，连手肘部位的皮肤也不再干燥。

祝　万事如意

大卫·诺维尔（David NorVell）

麦克尔：

你好。我跟伴侣都看了你的节目，觉得内容非常有趣，因此我们决定在随后的那个星期一开始轻断食。我发现，想尝试新事物，星期一是最棒的一天！

我试过流质断食法，做了几周，非常乐在其中。后来却发现自己反弹了。轻断食似乎比较有效。

身高：162.56厘米

体重：83公斤

算起来不是超级大胖子，但的确需要减肥，尤其是肚子和腰部，我知道，那正是很不妙的肥胖部位！我的目标是减到65公斤。但以我的年纪，减肥实在不像年轻人那么简单（这是医生告诉我的）。

8月6日：83公斤（开始轻断食）

8月8日：81.87公斤

8月9日：80.85公斤

8月14日：80.85公斤

8月18日：79.83公斤

8月23日：79.83公斤

8月27日：79.37公斤

9月6日：79.37公斤

9月13日：78.81公斤

9月21日：78.36公斤

我们俩都很喜欢轻断食。看得出来，我减掉一些体重，减得不快的唯一原因是运动量比原定计划少。我们绝对会持续轻断食，我会继续量体重以确认进展。

我们也发现，在断食日之后的日子食量变少了。我们在星期二、星期三断食。星期四早上，我会觉得非常“轻盈”，活力饱满，即使那明明是我的进食日，我也不想拼命吃东西“毁掉”那种感觉……

我们的主要“断食餐”是在傍晚，因为那是我们下班后回家的时间，可以坐下来聊天吃晚餐。这样大概比较不能刺激热量燃烧，但这是符合我们生活作息的选择，也是最适合我们的时段。

断食日的主要餐点范例如下：

用一根玉米当开胃菜。

鲑鱼排（蒜头、柠檬、香草、盐、胡椒、微量的橄榄油）或用两只蛋，加洋葱、蒜头、香芹、切好的蘑菇煎成蛋卷。

沙拉：各式绿色沙拉菜叶、番茄、洋葱、香草，有时加甜菜根。

饮料：白开水。

在白天，我们吃一根香蕉和一只苹果。

我由衷感谢你制作了这个节目。我推荐给亲朋好友看，他们也开始轻断食了。

祝　顺心

布里特 · 瓦格（Britt Warg）

我是念神经生理学跟药理学的学生，研究帕金森综合征。这不是在提供医疗建议，也不是要教人怎么断食、节食等。你的轻断食纪录片深深启发了我，或可说我决定“自己实验”。现在，这是要在我们学校执行的研究计划，要采用那些高级的科学方法。我想得到数据资料，了解轻断食对神经退行性疾病（neurodegenerative disorders）的影响，以及我能在日常生活中采取什么行动，以减少我乳腺癌复发的机会。

我本身得过两次乳腺癌（以后说不定还会有），我非常希望知道轻断食的生活对癌症复发的概率有什么影响（假如有的话）。

以下内容摘自我的博客“斯克罗基特的角落”（Schrokit's Comer）：

这不是“节食”

轻断食（我偏爱称为二五轻断食，因为我认为一周始于2天的轻断食，然后才是5天的进食）已经七周，我依然很起劲。我减了6.35公斤，斯克罗基特先生的成果紧追在后。他现在老是把自己的牛仔裤叫作“胖子裤”，因为他的皮带不得不向内多打几个洞了。

由于外表的整体差异和成果都很明显（但老是有人问我是不是换了发型、新眼镜等，他们好像看不出我瘦了，但我得到了大量的赞美），当我跟人聊起轻断食，他们看起来都跃跃欲试。事实上，斯克罗基特先生的同事们也采用了这种轻断食，结果对自己的饮食习惯大开眼界。

但这不是节食。目前，我听过最精确的描述来自在博客留言的戈登（Gordon）。他说，这是一种策略（strategy）。我想不出更棒的用词了。除了摄取健康均衡的饮食，不管流行的减肥书写了些什么，控制体重的关键其实就是你长期摄取的热量总额。

我以前提过这一点，轻断食给人的协助，似乎是让你认清自己真正的食欲。例如，轻断食几天后，就比较懂得分辨饥饿与无聊、饥饿与疲倦、饥饿与嘴馋，以及最重要的饥饿与口渴之间的对比差异。

妮可·斯莱文（Nicole Slavin）

以我来说，一周两天进行600大卡的断食，已经改写了我的饮食态度。断食打破了三十年来让我的体重稳定上升的大吃大喝循环。我们是习惯的动物，不知不觉中，习惯就变成了极难改变的行为模式。但现在不可同日而语：我把事情看得更清楚，这种崭新的精神状态让我想起了在二十几岁时，身体质量指数还在22的感觉。现在，吃太多的话我会觉得不舒服，也比较能掌控自己。习惯被打破了，我后半辈子大概多多少少都会持续这种饮食方式吧。

大卫·克利维利（David Kleevely）

轻断食感觉上是健康长寿之道，也是减肥的好方法。正如你所说，这绝对远远不只是瘦身，这真的是一整套生活方式，更重要的是可以轻松办到。好几位病人顺利实践了这种饮食法，他们觉得棒极了。我也在日常生活里这样做，另外两位医生同事以及好几位员工也跟着我一起断食。非常感谢你制作的节目扭转了大家的生活。

佩特·布里治伍德（Pete Bridgwood）医生

麦克尔：

我带着一些兴趣收看你那个轻断食的节目，我跟家人决定尝试你建议的饮食法。我是一个医生，五十几岁，在北伦敦工作。我的身体质量指数是29，此外健康无大碍，只是很少运动。起初，我有点怀疑你，但我六星期瘦了6公斤，而且觉得这种饮食方式非常简单，轻轻松松就做到了。我想不出任何不长期实践的理由。

我跟几位同事简单介绍了你的节目，也开始向我的一些病人推荐，得到很不错的效果。

特别是其中一位病人，他是明显的代谢症候群，有Ⅱ型糖尿病的家族病史，空腹血糖是7.2。短短几周后，他的空腹血糖降到5.9，体重少了5公斤。

我很希望能够大力宣传轻断食。

不知道你是不是打算设计一份简单的传单或网站，以便我拿给病人参考，或是指点他们上网看资料。我很难在十分钟的看诊时间尾声，向病人解释这种饮食方式。我认为，以这种容易实践的饮食计划对抗肥胖的瘟疫，一定大胜目前其他的减肥计划。我想，这会比强调食品的热量有用多了。

琼·布里沃顿（Jon Brewerton）医生

莫斯利医生：

我看了你八月初的节目，觉得内容很有道理，便说服我先生看。之后，我们大部分时候都遵守轻断食的时间表（我500大卡，他600大卡），但不是每周，因为有时候我们一星期只能抽出一天断食。

我们的主要动机是从基因的角度来看，我们的寿命可以很长。我们希望活着的时候越健康越好。

目前我们都瘦了，我瘦了7.26公斤，他瘦了5.44公斤，我们都觉得轻断食很轻松。我们也都发现在其他日子，我们不会饮食过量。其实，我昨天是几个月来第一次买了奇巧（Kit-Kat）巧克力，才吃一块就把剩下的收进皮包，打算晚点再吃。这可是我有生以来的第一次，我几乎一辈子都在跟非常“健康”的胃口奋战，身体质量指数一直都很不健康。我们还没有检验IGF-1浓度，但我们都服用高血压药物，我先生同时服用治疗高胆固醇的药物。我们希望下次看医生的时候，可以看到我们的健康问题都改善了。

我确实觉得这种饮食方式，比我以前尝试过的任何减肥方法都容易得多。我可以按照我们的社交生活需求，决定轻断食的日子。

诚挚祝福

莫琳·强斯顿（Maureen Johnston）

下一封电子邮件的现况更新：

汇报最新状况，我现在减了9公斤，仍然觉得这种饮食方式相当容易执行。在断食日，我们通常会吃一顿熟食的早餐（蛋或燕麦片），傍晚吃第二餐，夏天的话吃重量级的青菜沙拉，冬天则是菜汤。我先生通常会再吃一片面包，因为他可以多吃100大卡。自从我们看了你最初的纪录片就开始这种饮食，并且打算持续下去（中间可能会为了圣诞节而暂停）。

麦壳尔：

你好。我实行轻断食差不多三个月了，我在自己的博客“海莲娜的伦敦生活”（Helena's London Life）贴过一篇文章：

年纪比较轻的时候，我住在赫尔辛基，曾经跟父亲做过几次全套的断食。那种断食为时5天，只有头尾2天可以喝果汁。因此，我以为自己了解断食是什么。

但这种饮食法基本上是每星期中只有2天减少食量。你可以吃500大卡（男士是600大卡，真不公平！），仔细想想，其实不怎么恐怖。这也不像我年轻时的断食，你还可以喝咖啡（咖啡如今是我怎样都割舍不下的东西）！

我进行轻断食到现在差不多三个月，减掉了5公斤。轻断食的感觉好棒，不单单是因为体重变轻，也是因为我的精力变得更充沛，还能控制自己的饮食。身体经过了最初的冲击后，胃其实会缩小，比较不会饿，不论是在那2个断食日或其他5天，我都会更清楚自己吃了多少。

以下是我成功使用这种轻断食的5个成功秘诀。

1.不要连着2天断食。

那太难了，我觉得连续断食到第二天时会很痛苦。也不要在周末断食，我们试过在星期五断食，结果我们家差点闹出双尸命案。

2.保持忙碌。

越是把心思放在食物之外的事物，断食越容易。我一周中有一半日子在家里工作，所以我利用进公司的日子断食。也不要在断食日看电视上的美食节目。

3.利用应用程序（app）管理自己的断食计划。

我用的是MyFitnessPal，这是计算热量的简单工具。其实，唯一需要的功能就是计算热量，因此任何计算热量的工具（例如笔记簿）

都很好。但如果你跟我一样热爱应用程序，MyFitnessPal还能记录你吃过的食物、你做的运动及你减除的体重（并根据你在过去一周的记录，预测如果你每天的生活都维持不变，五周后将可以减轻多少体重）。

4. 对自己不要太严苛。

过去三个月来，有几个断食日我并没有断食。不要只因为你跳过了几个断食日，就举白旗投降。总还有明天可以断食，或下星期！

5. 不要孤军奋战。

有伴的话，断食就容易多了。有几周，因为行程安排的关系，我先生跟我必须在不同日子断食，但那根本行不通。

看得出来，我的体验是正面的。但我在博客上没有提到我先生的胆固醇很高，那是他遗传到的体质，也是我们断食的主要因素。他不需要减更多体重（已经瘦了约11.34公斤，他凡事都是神速），所以现在他在5个进食日提高摄取的热量（健康的自制水果汁）。

祝　一切顺心

海莲娜·哈尔姆（Helena Halme）

莫斯利医生：

我的轻断食进入第二周，已经看到体重改善了。两周来，我的体重总共减少2.27公斤。感觉明显变瘦，也很开心自己可以长期维持现在的成果。

个人资料：177.8厘米，男性

原本体重：86.64公斤

第一周：85.27公斤

第二周：84.37公斤

真的很喜欢这种断食！

祝　好

尼克·威尔森（Nick Wilson）

我是有三个小孩的忙碌妈妈，自从生完老三之后，就发现减肥难如登天。我周遭随时都有食物和零食，每天还要为家人下厨烹调三到四餐，减肥谈何容易。我喜欢食物和社交，因此节食实在很辛苦，天天都是意志力的战斗，因此我总是很快就恢复原本的体重。

对我来说，轻断食在身体上及心理上都是很容易就能办到的减肥方式，因为一个星期内只要“乖”2天，把热量控制在500大卡之内。

这也能完全配合我的社交生活，由于断食日可以弹性规划，我只要确认自己是在进食日上酒吧或馆子就行了。

一次只要抗拒诱惑一天其实没那么难，因为我知道第二天就能吃甜甜圈或咖喱，假如心痒难耐，也可以喝几杯酒，喝的时候也不会有罪恶感，感觉更享受。我在进食日照样吃布丁，陶醉其中，可是断食日就严格限制在500大卡以内，而我的体重依然往下掉。轻断食真的有效。

克蕾儿·威尔森（Clare Wilson）

## Mumsnet.com的留言

Mumsnet（妈妈网）是让家长交流信息的英国网站。

不快乐的希尔德布兰得（Unhappyhildebrand）：

昨天大饱口福，虽然我可以随兴大吃，但我也不希望三两下毁掉辛苦的成果。所以，我吃了一包薯片，晚餐还吃了苹果酒煨猪肉和苹果香肠，之后吃了一块我女儿做的柠檬派，但没有吃平常会吞下肚的大量垃圾食物。

我觉得断食日不会很难挨，因为这条“隧道”算短，况且隧道的尽头就是光明。尽管如此，我还是期待可以正常进食的周末。

我觉得这个断食计划的一部分目标，是让我们知道感觉饥饿没关系，饥饿感也是拥抱苗条的必备要件。我是以一辈子都饮食过量的人的角度来发言，我非常习惯饱足的感觉，而且以前莫名地害怕饥饿的感觉。结果，饥饿根本不是世界末日。我居住在商店林立的城市，随时随地都能买到食物，因此饥饿并不是我即将送命或变虚弱的征兆。最近几个月我学会了拥抱饥饿的感觉，坦然接受饥饿。饥饿，代表身体不久之后便会进食（希望现在身体在燃烧脂肪），不是我应该恐惧的征兆。

饿了没关系，你不会立刻就死于饥饿的。

别叫我亲爱的（dontcallmehon）：

大家好，只是想补充一下，我在断食日运动也不成问题。昨天晚上我上健身房一小时，感觉很棒。我踩了三十五分钟椭圆机，还做了一些重量训练，不会眩晕。断食日的感觉好得出乎意料。

我爱条纹袜 / 珍妮·卡林（ILoveStripeySocks/Jennie Carlin）：

昨天我轻断食的第一天很顺利！今天早上起床甚至不太饿，一小时后才吃了吐司涂花生酱，而且还是勉强吃完的。

我好爱肚子空空的感觉，有时候甚至很享受饥饿的滋味，这样会不会很怪？我这辈子都是还没肚子饿就吃东西，因为我很怕肚子咕咕叫。我异常期待下一个断食日。

星期一出生的小孩第七十八号（Mondayschild78）：

昨天我第一天断食，今天早上起床觉得神清气爽，精力饱满。后来，我决定干脆断食到我不吃不行的时候好了。今天一整天，我喝牛奶、黑咖啡和水。我在下午四点吃了一些甜瓜和草莓，晚上吃了完整的晚餐，包括两根素香肠、一只水煮蛋、一片吐司、芝麻菜沙拉淋一点意大利葡萄醋。人间美味！但断食比我料想中简单。不会太饿，白天只要保持忙碌就行了。

春之女神（SpriIlgGoddess）：

大家都表现得很出色。轻断食真的完全不影响任何活动，由于我的饮食规划，我通常可以在饥饿感来袭的时候，把饥饿感降低到可以应付的程度。今天早上量体重，居然掉了很多。

我本来很担心轻断食会影响运动的表现，那层顾虑也在今天早上消失了。我创下跑最快也最持久的记录，而且昨天是我500大卡的断食日，今早我没吃早餐，只喝了咖啡，我闻到了脂肪燃烧的味道！我状况好极了，打算今天午餐后正式结束轻断食。我的下一个断食日是星期四。祝今天轻断食的所有人好运。

## 其他邮件

BlueDragonLandlady@MsLupin

轻断食刚开始的几星期觉得有点虚弱，现在适应了之后就觉得很不错。

Valar Wellbeing@ValarWellbeing

感谢！我们觉得节目非常精彩，从大家发给我们的推特留言来看，很多人也有同感。我们爱你的节目！

Stickypippa@Stickypippa

谢谢你改变了我的生活。多亏了你，《地平线》节目和网络粉丝团Feedfastfeast，我推荐很多人开始轻断食了。

Susie white@cottagegardener

自从看了你的节目就开始轻断食，它改变了我对食物及饥饿的态度，觉得活力充沛，减了约6.35公斤。

@alert_bri

实行轻断食四个月后，我同意你在纪录片的评语：轻断食可以改变世界。你的书将会推动这场革命。

# 食物热量表（Calorie Counter）

热量表除非另外注明，否则所有数值是指生的食材。

| 食物 | 分量 | 每份的热量（大卡） |
|---|---|---|
| 蔬菜 | | |
| 球状朝鲜蓟（globe artichoke） | 100g | 24 |
| 芝麻菜 | 100g | 24 |
| 芦笋 | 100g | 27 |
| 酪梨 | 100g | 193 |
| 豆芽菜 | 100g | 32 |
| 甜菜根（未去皮） | 100g | 38 |
| 甜椒 | 100g | 30 |
| 白菜 | 100g | 15 |
| 青花菜 | 100g | 32 |
| 球芽甘蓝（Brussels sprouts） | 100g | 43 |
| 奶油南瓜（butternut squash） | 100g | 40 |

（续表）

| 食物 | 分量 | 每份的热量（大卡） |
| --- | --- | --- |
| 卷心菜 | 100g | 29 |
| 胡萝卜 | 100g | 34 |
| 花椰菜 | 100g | 35 |
| 根芹菜（celeriac） | 100g | 17 |
| 芹菜 | 100g | 8 |
| 叶用甜菜（Swiss chardgreen） | 100g | 19 |
| 彩虹叶用甜菜（rainbow chard） | 100g | 17 |
| 鸡豆（干燥） | 100g | 320 |
| 皱叶苦苣（curly endive） | 100g | 19 |
| 玉米粒 | 100g | 115 |
| 小黄瓜 | 100g | 10 |
| 毛豆仁 | 100g | 117 |
| 茄子 | 100g | 18 |
| 苦苣 | 100g | 17 |
| 小茴香 | 100g | 14 |
| 蒜 | 100g | 1 |
| 四季豆 | 100g | 25 |
| 耶路撒冷朝鲜蓟（Jerusalem artichoke） | 100g | 73 |
| 芥蓝 | 100g | 33 |

（续表）

| 食物 | 分量 | 每份的热量（大卡） |
| --- | --- | --- |
| 韭葱 | 100g | 23 |
| 扁豆 | 100g | 319 |
| 波士顿莴苣（Boston lettuce） | 100g | 15 |
| 绿卷须生菜（frisée lettuce） | 100g | 18 |
| 结球莴苣（iceberg lettuce） | 100g | 14 |
| 萝蔓莴苣（romaine lettuce） | 100g | 16 |
| 褐菇（cremini mushroom） | 100g | 16 |
| 龙葵菇（portobello mushroom） | 100g | 13 |
| 花菇 | 100g | 27 |
| 芥菜 | 100g | 26 |
| 洋葱 | 100g | 38 |
| 豌豆仁 | 100g | 86 |
| 小豌豆（冷冻） | 100g | 52 |
| 白马铃薯（水煮） | 100g | 79 |
| 紫叶菊苣（radicchio） | 100g | 19 |
| 红萝卜（radish） | 100g | 13 |
| 菠菜 | 100g | 25 |
| 螺旋藻粉 | 100g | 374 |
| 甘薯 | 100g | 93 |

（续表）

| 食物 | 分量 | 每份的热量（大卡） |
| --- | --- | --- |
| 番茄 | 100g | 20 |
| 番茄（晒干） | 100g | 256 |
| 芜菁 | 100g | 24 |
| 水田芥 | 100g | 26 |
| 栉瓜 | 100g | 18 |
| **水果** | | |
| 巴西莓粉（acai berry powder） | 1g | 5 |
| 苹果 | 100g | 51 |
| 苹果黑莓酱 | 100g | 107 |
| 杏 | 100g | 32 |
| 香蕉 | 100g | 103 |
| 黑莓 | 100g | 26 |
| 蓝莓 | 100g | 60 |
| 樱桃 | 100g | 52 |
| 克莱门氏小柑橘（clementine，去皮） | 100g | 41 |
| 小红莓 | 100g | 42 |
| 苹果干 | 100g | 310 |
| 杏干 | 100g | 196 |
| 干燥香蕉片 | 100g | 523 |

（续表）

| 食物 | 分量 | 每份的热量（大卡） |
| --- | --- | --- |
| 蓝莓干 | 100g | 313 |
| 小红莓干 | 100g | 346 |
| 枣干（去籽） | 100g | 303 |
| 无花果干 | 100g | 229 |
| 芒果干 | 100g | 268 |
| 李子干 | 100g | 151 |
| 无花果（新鲜） | 100g | 74 |
| 枸杞子 | 100g | 313 |
| 葡萄柚 | 100g | 30 |
| 葡萄（绿色无籽） | 100g | 66 |
| 奇异果 | 100g | 55 |
| 柠檬 | 100g | 12 |
| 橘（mandarin，新鲜、去皮） | 100g | 35 |
| 甜瓜（新鲜） | 100g | 29 |
| 油桃 | 100g | 44 |
| 柳橙（去皮） | 100g | 40 |
| 木瓜 | 100g | 40 |
| 水蜜桃（新鲜） | 100g | 37 |
| 水蜜桃（罐头） | 100g | 50 |

（续表）

| 食物 | 分量 | 每份的热量（大卡） |
| --- | --- | --- |
| 生梨（新鲜） | 100g | 41 |
| 生梨（罐头） | 100g | 37 |
| 菠萝（新鲜） | 100g | 50 |
| 菠萝（罐头） | 100g | 43 |
| 李子 | 100g | 39 |
| 石榴 | 100g | 55 |
| 蜜柚（去皮） | 100g | 34 |
| 李子（蜜饯） | 100g | 90 |
| 葡萄干 | 100g | 292 |
| 覆盆子 | 100g | 30 |
| 蜜柑 | 100g | 31 |
| 草莓 | 100g | 28 |
| 西瓜（新鲜） | 100g | 33 |
| 谷物、谷类制品[①] | | |
| 苋籽 | 100g | 368 |
| 贝果（原味） | 100g | 256 |
| 脱壳粗粒大麦 | 100g | 364 |
| 法式长棍面包 | 100g | 242 |

① 除非另外注明，否则谷物及面条是指未煮的。麦片和面粉是干燥状态。

（续表）

| 食物 | 分量 | 每份的热量（大卡） |
|---|---|---|
| 意大利拖鞋面包（ciabatta） | 100g | 269 |
| 玉米面包 | 100g | 311 |
| 无麸质白面包 | 100g | 282 |
| 口袋面包（pita） | 100g | 265 |
| 裸麦酸面包 | 100g | 183 |
| 黑麦面包 | 100g | 242 |
| 苏打面包 | 100g | 223 |
| 酸面包 | 100g | 256 |
| 斯卑尔脱小麦（spelt）面包 | 100g | 241 |
| 全麦面包 | 100g | 260 |
| 面包棒 | 100g | 408 |
| 荞麦 | 100g | 343 |
| 碾碎的干小麦 | 100g | 334 |
| 全麦（All Bran）麦片 | 100g | 334 |
| 脆麦条（shredded wheat）麦片 | 100g | 345 |
| Special K麦片 | 100g | 379 |
| 玉米粉（白或黄） | 100g | 364 |
| 玉米淀粉 | 100g | 378 |
| 古斯古斯（即食） | 100g | 358 |

（续表）

| 食物 | 分量 | 每份的热量（大卡） |
|---|---|---|
| Ryvita脆饼 | 100g | 350 |
| 可颂面包（原味） | 100g | 414 |
| 中筋面粉 | 100g | 361 |
| 米粉末（rice flour） | 100g | 364 |
| 黑麦面粉 | 100g | 331 |
| 全麦面粉 | 100g | 336 |
| 什锦果麦 | 100g | 432 |
| 无酵饼 | 100g | 381 |
| 小米 | 100g | 354 |
| 瑞士无糖什锦果麦 | 100g | 353 |
| 荞麦面条 | 100g | 363 |
| 速食面 | 100g | 450 |
| 拉面（干） | 100g | 361 |
| 米粉 | 100g | 373 |
| 乌龙面 | 100g | 352 |
| 细面条 | 100g | 354 |
| 燕麦饼干 | 100g | 440 |
| 燕麦（即食） | 100g | 380 |
| 燕麦片（传统碾压制） | 100g | 363 |

（续表）

| 食物 | 分量 | 每份的热量（大卡） |
| --- | --- | --- |
| 燕麦（粗粒） | 100g | 373 |
| 松饼（无糖浆） | 100g | 208 |
| 意大利面（白面粉制） | 100g | 370 |
| 意大利面（全麦粉制） | 100g | 326 |
| 藜麦 | 100g | 375 |
| 米饼 | 100g | 379 |
| 意大利圆米（arborio） | 100g | 354 |
| 印度香米（basmati） | 100g | 353 |
| 糙米 | 100g | 340 |
| 泰国香米（jasmine） | 100g | 352 |
| 大米（长粒白米） | 100g | 355 |
| 大米（短粒白米） | 100g | 351 |
| 大米（改良米） | 100g | 344 |
| 玉米粉 | 100g | 235 |
| 薄烙饼，面粉 | 100g | 307 |
| 黑小麦（triticale） | 100g | 338 |
| 去麸小麦粒（wheat berry） | 100g | 326 |
| 菰米（wild rice） | 100g | 353 |

（续表）

| 食物 | 分量 | 每份的热量（大卡） |
|---|---|---|
| 蛋白质食物 | | |
| 培根（加拿大） | 100g | 128 |
| 培根（一般煮熟） | 100g | 441 |
| 培根（火鸡） | 100g | 123 |
| 培根（烤） | 100g | 83 |
| 黑豆（干燥） | 100g | 341 |
| 蜡豆（干燥） | 100g | 270 |
| 笛豆（flageolet beans，干燥） | 100g | 279 |
| 鸡豆（garbanzo beans，干燥） | 100g | 320 |
| 腰豆（干燥） | 100g | 311 |
| 菜豆（干燥） | 100g | 282 |
| 海军豆（干燥） | 100g | 285 |
| 花豆（干燥） | 100g | 309 |
| 黄豆（干燥） | 100g | 375 |
| 白豆（干燥） | 100g | 285 |
| 牛肉汉堡（熟） | 100g | 283 |
| 牛肉（绞瘦肉） | 100g | 184 |
| 牛肉（瘦肉） | 100g | 116 |
| 牛肉（炖） | 100g | 121 |

（续表）

| 食物 | 分量 | 每份的热量（大卡） |
| --- | --- | --- |
| 鱿鱼（冷冻） | 100g | 200 |
| 鸡胸（去皮） | 100g | 105 |
| 鸡肝 | 100g | 122 |
| 鸡腿（去皮） | 100g | 163 |
| 鸡豆（干燥） | 100g | 320 |
| 西班牙辣香肠（chorizo sausage） | 100g | 450 |
| 鸭胸（去皮） | 100g | 92 |
| 毛豆仁 | 100g | 117 |
| 蛋白 | 100g | 50 |
| 水煮蛋 | 100g | 154 |
| 煎蛋 | 100g | 177 |
| 蛋卷 | 100g | 173 |
| 水波蛋 | 100g | 145 |
| 炒蛋 | 100g | 155 |
| 鱼排（裹粉、冷冻） | 100g | 229 |
| 鱼排（沾面包屑、冷冻） | 100g | 213 |
| 鳕鱼排 | 100g | 80 |
| 比目鱼排 | 100g | 78 |
| 白鱼（white fish，清蒸） | 100g | 83 |

（续表）

| 食物 | 分量 | 每份的热量（大卡） |
|---|---|---|
| 鲽鱼（halibut） | 100g | 100 |
| 火腿（低脂） | 100g | 104 |
| 火腿（现成切片包装） | 100g | 118 |
| 鹰嘴豆泥 | 100g | 303 |
| 羊肉汉堡（熟） | 100g | 267 |
| 羊排 | 100g | 260 |
| 羊里脊肉 | 100g | 231 |
| 羊肉香肠 | 100g | 260 |
| 羊肉（绞瘦肉） | 100g | 235 |
| 羊肉（炖） | 100g | 175 |
| 扁豆（棕色） | 100g | 297 |
| 扁豆（绿色） | 100g | 316 |
| 扁豆（红色） | 100g | 327 |
| 扁豆（黄色） | 100g | 334 |
| 鲭鱼排 | 100g | 204 |
| 味噌 | 100g | 131 |
| 贻贝（去壳的肉） | 100g | 92 |
| 杏仁粉 | 100g | 618 |
| 整颗杏仁 | 100g | 613 |

（续表）

| 食物 | 分量 | 每份的热量（大卡） |
| --- | --- | --- |
| 腰果 | 100g | 583 |
| 棒果 | 100g | 660 |
| 综合无盐坚果 | 100g | 661 |
| 花生（连壳、无盐） | 100g | 561 |
| 开心果（连壳） | 100g | 584 |
| 核桃（连壳） | 100g | 693 |
| 花生酱 | 100g | 621 |
| 猪肉香肠串（熟） | 100g | 319 |
| 猪肉香肠肉饼（熟） | 100g | 350 |
| 猪肉（绞瘦肉） | 100g | 140 |
| 猪肉（瘦肉） | 100g | 117 |
| 兔肉（去骨） | 100g | 137 |
| 萨拉米香肠（salami） | 100g | 352 |
| 鲑鱼排 | 100g | 215 |
| 鲑鱼（罐装含水） | 100g | 131 |
| 沙丁鱼（罐装含水） | 100g | 179 |
| 沙丁鱼（新鲜） | 100g | 165 |
| 扇贝 | 100g | 83 |
| 鲈鱼鱼排 | 100g | 133 |

（续表）

| 食物 | 分量 | 每份的热量（大卡） |
|---|---|---|
| 奇异籽（chia seeds） | 100g | 422 |
| 亚麻仁籽 | 100g | 495 |
| 南瓜子（去壳） | 100g | 590 |
| 芝麻籽 | 100g | 616 |
| 向日葵籽（去壳） | 100g | 591 |
| 虾（去壳） | 100g | 69 |
| 芝麻酱 | 100g | 658 |
| 印尼发酵黄豆饼（tempeh） | 100g | 172 |
| 豆腐 | 100g | 70 |
| 金枪鱼（罐装含水） | 100g | 108 |
| 金枪鱼（新鲜） | 100g | 137 |
| 火鸡（去皮鸡胸） | 100g | 103 |
| 素香肠 | 100g | 114 |
| 素汉堡 | 100g | 137 |
| 鹿肉排 | 100g | 101 |
| **乳制品及乳制品的替代品** | | |
| 羊奶蓝纹奶酪 | 100g | 368 |
| 切达（cheddar）干酪（低脂） | 100g | 263 |
| 切达干酪 | 100g | 410 |

（续表）

| 食物 | 分量 | 每份的热量（大卡） |
|---|---|---|
| 白奶酪（低脂） | 100g | 72 |
| 低脂奶酪 | 100g | 109 |
| 菲达奶酪 | 100g | 276 |
| 帕玛森奶酪 | 100g | 389 |
| 力可达（ricotta）羊奶奶酪 | 100g | 134 |
| 软质羊奶奶酪 | 100g | 324 |
| 奶油奶酪（全脂） | 100g | 245 |
| 奶油奶酪（低脂） | 100g | 111 |
| 鲜奶油 | 100mL | 350 |
| 牛奶（含 1 %脂肪） | 100mL | 141 |
| 牛奶（含 2 %脂肪） | 100mL | 150 |
| 杏仁奶 | 100mL | 124 |
| 羊奶（全脂） | 100mL | 61 |
| 米浆 | 100mL | 46 |
| 脱脂奶 | 100mL | 35 |
| 豆浆 | 100mL | 42 |
| 牛奶（全脂） | 100mL | 64 |
| 酸奶油（全脂） | 100mL | 214 |
| 酸奶油（低脂） | 100mL | 137 |

（续表）

| 食物 | 分量 | 每份的热量（大卡） |
| --- | --- | --- |
| 鲜奶油霜（whipped cream） | 100mL | 368 |
| 酸奶（含水果） | 100g | 94 |
| 酸奶（原味） | 100g | 132 |
| 酸奶（低脂原味） | 100g | 66 |
| 香草及辛香料 | | |
| 罗勒叶 | 1g | 0 |
| 香菜叶 | 1g | 0 |
| 肉桂粉 | 1g | 3 |
| 丁香粉 | 1g | 3 |
| 孜然粉 | 1g | 4 |
| 姜粉 | 1g | 1 |
| 柠檬草（lemongrass） | 1g | 1 |
| 薄荷叶 | 1g | 0 |
| 肉豆蔻粉 | 1g | 4 |
| 小叶薄荷 | 1g | 3 |
| 辣椒粉 | 1g | 3 |
| 香芹 | 1g | 0 |
| 胡椒粉 | 1g | 3 |
| 迷迭香叶 | 1g | 0 |

（续表）

| 食物 | 分量 | 每份的热量（大卡） |
| --- | --- | --- |
| 番红花丝 | 1g | 3 |
| 鼠尾草 | 1g | 3 |
| 红糖 | 100g | 375 |
| 白糖 | 100g | 385 |
| 龙蒿（tarragon） | 1g | 0 |
| 百里香 | 1g | 2 |
| 姜黄粉 | 1g | 3 |
| 香草豆 | 1g | 3 |
| **汤** | | |
| 牛肉清汤 | 100mL | 7 |
| 牛肉河粉 | 100g | 66 |
| 鸡肉蔬菜汤 | 100mL | 36 |
| 鸡肉汤面 | 100g | 35 |
| 蘑菇浓汤（低脂牛奶汤底） | 100g | 233 |
| 鱼肉杂烩浓汤（牛奶汤底） | 100g | 53 |
| 韭葱马铃薯汤 | 100g | 53 |
| 龙虾浓汤 | 100mL | 125 |
| 味噌汤 | 100mL | 22 |
| 洋葱汤 | 100mL | 45 |

（续表）

| 食物 | 分量 | 每份的热量（大卡） |
| --- | --- | --- |
| 番茄罗勒汤 | 100g | 40 |
| 番茄浓汤（清水汤底） | 100g | 35 |
| 蔬菜汤 | 100g | 45 |
| **调味品及酱料** | | |
| 龙舌兰糖浆 | 100g | 296 |
| 牛肉汤汁（即食） | 100g | 45 |
| 番茄酸辣酱 | 100g | 141 |
| 酸小黄瓜（cornichons） | 100g | 34 |
| 酸小胡瓜（gherkins） | 100g | 38 |
| 蜂蜜 | 100g | 334 |
| 腌渍辣椒 | 100g | 18 |
| 番茄酱 | 100g | 102 |
| 枫糖浆 | 100g | 265 |
| 美乃滋（脱脂） | 100mL | 87 |
| 美乃滋（低脂） | 100mL | 327 |
| 美乃滋（一般） | 100mL | 600 |
| 芥末酱（Dijon，第戎） | 100g | 160 |
| 芥末酱（英式） | 100g | 167 |
| 芥末酱（粗粒） | 100g | 159 |

（续表）

| 食物 | 分量 | 每份的热量（大卡） |
| --- | --- | --- |
| 巧克力酱 | 100g | 529 |
| 黑橄榄（去籽） | 100g | 154 |
| 柳橙果酱 | 100g | 266 |
| 香蒜酱 | 100g | 431 |
| 酸洋葱 | 100g | 36 |
| 腌渍蔬菜 | 100g | 20 |
| 沙拉酱（香醋、一般） | 100mL | 209 |
| 沙拉酱（凯萨、低脂） | 100mL | 120 |
| 沙拉酱（橄榄油及柠檬） | 100mL | 439 |
| 沙拉酱（法式、低脂） | 100mL | 58 |
| 番茄酱 | 100g | 68 |
| 烤肉酱 | 100g | 353 |
| 焦糖酱 | 100g | 389 |
| 巧克力酱 | 100g | 367 |
| 小红莓酱 | 100g | 192 |
| 荷兰酱 | 100g | 239 |
| 意大利面番茄罗勒酱 | 100g | 60 |
| 意大利面蔬菜酱 | 100g | 50 |
| 蛋黄酱 | 100g | 358 |

（续表）

| 食物 | 分量 | 每份的热量（大卡） |
|---|---|---|
| 乌斯特黑醋酱（Worcestershire Sauce） | 100mL | 115 |
| 酱油 | 100mL | 105 |
| 泰式香甜辣酱（Sriracha） | 100mL | 98 |
| 草莓果酱 | 100g | 258 |
| 酸梅酱 | 100g | 142 |
| 香醋汁 | 100mL | 138 |
| 红酒醋 | 100mL | 23 |
| 白酒醋 | 100mL | 22 |
| **油脂** | | |
| 菜籽油 | 100mL | 825 |
| 玉米油 | 100mL | 829 |
| 亚麻油 | 100mL | 813 |
| 猪油 | 100g | 899 |
| 人造奶油 | 100mL | 735 |
| 橄榄油 | 100mL | 823 |
| 奶油 | 100g | 739 |
| 葵花油 | 100mL | 828 |
| 植物油 | 100mL | 827 |
| 植物制起酥油 | 100g | 900 |

（续表）

| 食物 | 分量 | 每份的热量（大卡） |
|---|---|---|
| 饮料 | | |
| 苹果汁 | 100mL | 44 |
| 琥珀啤酒（amber beer） | 100mL | 47 |
| 拉格啤酒（lager） | 100mL | 43 |
| 脱脂奶卡布其诺 | 100mL | 22 |
| 全脂奶卡布其诺 | 100mL | 37 |
| 香槟 | 100mL | 76 |
| 可口可乐 | 100mL | 43 |
| 椰子水 | 100mL | 20 |
| 黑咖啡 | 100mL | 0 |
| 咖啡（加2%低脂奶） | 100mL | 7 |
| 健怡可乐 | 100mL | 0 |
| 浓缩咖啡 | 100mL | 0 |
| 琴汤尼 | 100mL | 70 |
| 姜汁啤酒 | 100mL | 34 |
| 热巧克力（低热量） | 100mL | 19 |
| 热巧克力 | 100mL | 59 |
| 拿铁咖啡（脱脂奶） | 100mL | 29 |
| 拿铁咖啡（全脂奶） | 100mL | 54 |

（续表）

| 食物 | 分量 | 每份的热量（大卡） |
| --- | --- | --- |
| 柠檬水 | 100mL | 47 |
| 柠檬汁 | 100mL | 23 |
| 玛奇朵，脱脂奶 | 100mL | 26 |
| 玛奇朵，全脂奶 | 100mL | 30 |
| 草莓奶昔 | 100mL | 67 |
| 柳橙汁 | 100mL | 42 |
| 梨子苹果汁 | 100mL | 43 |
| 红酒 | 100mL | 68 |
| 草莓香蕉冰沙 | 100mL | 51 |
| 气泡矿泉水 | 100mL | 0 |
| 雪碧 | 100mL | 44 |
| 红茶 | 100mL | 0 |
| 印度香料奶茶（2%低脂奶） | 100mL | 70 |
| 绿茶 | 100mL | 0 |
| 花草茶 | 100mL | 0 |
| 伏特加汤尼 | 100mL | 71 |
| 小麦草汁 | 100mL | 17 |
| 白酒（非甜型） | 100mL | 66 |

（续表）

| 食物 | 分量 | 每份的热量（大卡） |
| --- | --- | --- |
| **风味点心** | | |
| 奶酪酸辣酱三明治 | 100g | 228 |
| 奶酪酥条 | 100g | 520 |
| 鸡蛋水田芥三明治 | 100g | 232 |
| 薯条（烘焙） | 100g | 260 |
| 火腿奶酪三明治 | 100g | 288 |
| 鹰嘴豆泥 | 100g | 303 |
| 综合坚果（烘焙、加盐） | 100g | 667 |
| 花生（干煨、无盐） | 100g | 581 |
| 花生（烘焙、加盐） | 100g | 621 |
| 番茄奶酪比萨 | 100g | 258 |
| 气炸式爆米花 | 100g | 385 |
| 油炸式爆米花（微波炉） | 100g | 535 |
| 薯片 | 100g | 529 |
| 焗烤茄子酱 | 100g | 102 |
| 焗烤红甜椒酱 | 100g | 235 |
| 红鱼子泥沙拉（taramasalata）[1] | 100g | 516 |
| 酸奶黄瓜酱（tzatziki） | 100g | 137 |

① 鱼卵加马铃薯泥或面包屑，以及柠檬汁、橄榄油、醋，通常当成蘸酱。

（续表）

| 食物 | 分量 | 每份的热量（大卡） |
| --- | --- | --- |
| 金枪鱼沙拉三明治 | 100g | 221 |
| 蔬菜片 | 100g | 502 |
| **甜品** | | |
| 苹果派 | 100g | 262 |
| 果仁蜜饼（baklava） | 100g | 498 |
| 蓝莓马芬 | 100g | 387 |
| 布朗尼 | 100g | 419 |
| 胡萝卜蛋糕（含糖霜） | 100g | 359 |
| 口香糖（一般） | 1条 | 11 |
| 口香糖（无糖） | 1块 | 5 |
| 巧克力蛋糕（含糖霜） | 100g | 414 |
| 巧克力脆片饼干 | 100g | 499 |
| 巧克力可颂面包 | 100g | 433 |
| 巧克力慕斯 | 100g | 174 |
| 吉百利（Cadbury）牛奶巧克力 | 100g | 525 |
| 黑巧克力 | 100g | 547 |
| 牛奶巧克力 | 100g | 549 |
| 白巧克力 | 100g | 567 |
| 肉桂葡萄干卷心蛋糕 | 100g | 280 |

（续表）

| 食物 | 分量 | 每份的热量（大卡） |
|---|---|---|
| 椰子粉（无糖） | 100g | 632 |
| 椰子粉（含糖） | 100g | 466 |
| 糖渍姜块 | 100g | 351 |
| 法式苹果塔 | 100g | 265 |
| 冰激凌（香草） | 100g | 190 |
| 柠檬糕 | 100g | 366 |
| 甘草软糖（licorice twists） | 100g | 325 |
| 棉花糖 | 100g | 338 |
| 牛奶巧克力葡萄干 | 100g | 418 |
| 燕麦葡萄干饼干 | 100g | 445 |
| 薄荷糖 | 100g | 395 |
| 奶油酥饼 | 100g | 523 |
| 爆米花（焦糖） | 100g | 427 |
| 柠檬雪泥（lemon sorbet）[①] | 100g | 118 |
| 柠檬雪酪（lemon sherbet）[②] | 100g | 390 |
| 提拉米苏 | 100g | 263 |
| 太妃糖 | 100g | 459 |
| 酸奶葡萄干 | 100g | 447 |

① Sorbet，以果泥或果汁为主要成分，不含鸡蛋及乳制品，口感类似冰沙。

② Sherbet，含鸡蛋或乳制品，口感比雪泥细滑。

# 轻断食健康日记

身体记录

第1个月

| Before | After |
| --- | --- |
| 体重 | 体重 |
| 体脂肪 | 体脂肪 |
| BMI | BMI |
| 胸围 | 胸围 |
| 手臂 | 手臂 |
| 腰围 | 腰围 |
| 大腿 | 大腿 |
| 小腿 | 小腿 |

身体记录

月计划

| MONDAY | TUESDAY | WEDNESDAY |
| --- | --- | --- |
| | | |
| | | |
| | | |
| | | |
| | | |

本月目标

| THURSDAY | FRIDAY | SATURDAY | SUNDAY |
|---|---|---|---|
| | | | |
| | | | |
| | | | |
| | | | |
| | | | |

| 项目 | 体重 | 体脂肪 | BMI |
|---|---|---|---|
| 设定目标 | | | |
| 实践结果 | | | |

| | MONDAY | TUESDAY | WEDNESDAY | THURSDAY |
|---|---|---|---|---|
| 早餐 | | | | |
| 午餐 | | | | |
| 晚餐 | | | | |
| 其他 | | | | |
| 卡路里 | | | | |
| 运动 | | | | |
| 体重 | | | | |
| 体脂肪 | | | | |
| BMI | | | | |
| 腰围 | | | | |

| FRIDAY | SATURDAY | SUNDAY |
| --- | --- | --- |
| | | |
| | | |
| | | |
| | | |
| | | |
| | | |
| | | |
| | | |
| | | |
| | | |
| | | |

MEMO

本周成果：

很棒

持平

不满意

体重增减

体脂肪

BMI

身体记录 周计划

| | MONDAY | TUESDAY | WEDNESDAY | THURSDAY |
|---|---|---|---|---|
| 早餐 | | | | |
| 午餐 | | | | |
| 晚餐 | | | | |
| 其他 | | | | |
| 卡路里 | | | | |
| 运动 | | | | |
| 体重 | | | | |
| 体脂肪 | | | | |
| BMI | | | | |
| 腰围 | | | | |

| FRIDAY | SATURDAY | SUNDAY |
| --- | --- | --- |
| | | |
| | | |
| | | |
| | | |
| | | |
| | | |
| | | |
| | | |
| | | |
| | | |

MEMO

本周成果：

很棒

持平

不满意

体重增减

体脂肪

BMI

## 身体记录 周计划

| | MONDAY | TUESDAY | WEDNESDAY | THURSDAY |
|---|---|---|---|---|
| 早餐 | | | | |
| 午餐 | | | | |
| 晚餐 | | | | |
| 其他 | | | | |
| 卡路里 | | | | |
| 运动 | | | | |
| 体重 | | | | |
| 体脂肪 | | | | |
| BMI | | | | |
| 腰围 | | | | |

| FRIDAY | SATURDAY | SUNDAY |
| --- | --- | --- |
| | | |
| | | |
| | | |
| | | |
| | | |
| | | |
| | | |
| | | |
| | | |
| | | |
| | | |

MEMO

本周成果：

很棒

持平

不满意

体重增减

体脂肪

BMI

## 身体记录 周计划

| | MONDAY | TUESDAY | WEDNESDAY | THURSDAY |
|---|---|---|---|---|
| 早餐 | | | | |
| 午餐 | | | | |
| 晚餐 | | | | |
| 其他 | | | | |
| 卡路里 | | | | |
| 运动 | | | | |
| 体重 | | | | |
| 体脂肪 | | | | |
| BMI | | | | |
| 腰围 | | | | |

| FRIDAY | SATURDAY | SUNDAY |
| --- | --- | --- |
| | | |
| | | |
| | | |
| | | |
| | | |
| | | |
| | | |
| | | |
| | | |
| | | |
| | | |

MEMO

本周成果：

很棒

持平

不满意

体重增减

体脂肪

BMI

## 身体记录 周计划

| | MONDAY | TUESDAY | WEDNESDAY | THURSDAY |
| --- | --- | --- | --- | --- |
| 早餐 | | | | |
| 午餐 | | | | |
| 晚餐 | | | | |
| 其他 | | | | |
| 卡路里 | | | | |
| 运动 | | | | |
| 体重 | | | | |
| 体脂肪 | | | | |
| BMI | | | | |
| 腰围 | | | | |

| FRIDAY | SATURDAY | SUNDAY |
| --- | --- | --- |
| | | |
| | | |
| | | |
| | | |
| | | |
| | | |
| | | |
| | | |
| | | |
| | | |
| | | |

MEMO

本周成果：

很棒

持平

不满意

体重增减

体脂肪

BMI

身体记录 周计划

| | MONDAY | TUESDAY | WEDNESDAY | THURSDAY |
| --- | --- | --- | --- | --- |
| 早餐 | | | | |
| 午餐 | | | | |
| 晚餐 | | | | |
| 其他 | | | | |
| 卡路里 | | | | |
| 运动 | | | | |
| 体重 | | | | |
| 体脂肪 | | | | |
| BMI | | | | |
| 腰围 | | | | |

| FRIDAY | SATURDAY | SUNDAY |
| --- | --- | --- |
| | | |
| | | |
| | | |
| | | |
| | | |
| | | |
| | | |
| | | |
| | | |
| | | |

MEMO

本周成果：

很棒

持平

不满意

体重增减

体脂肪

BMI

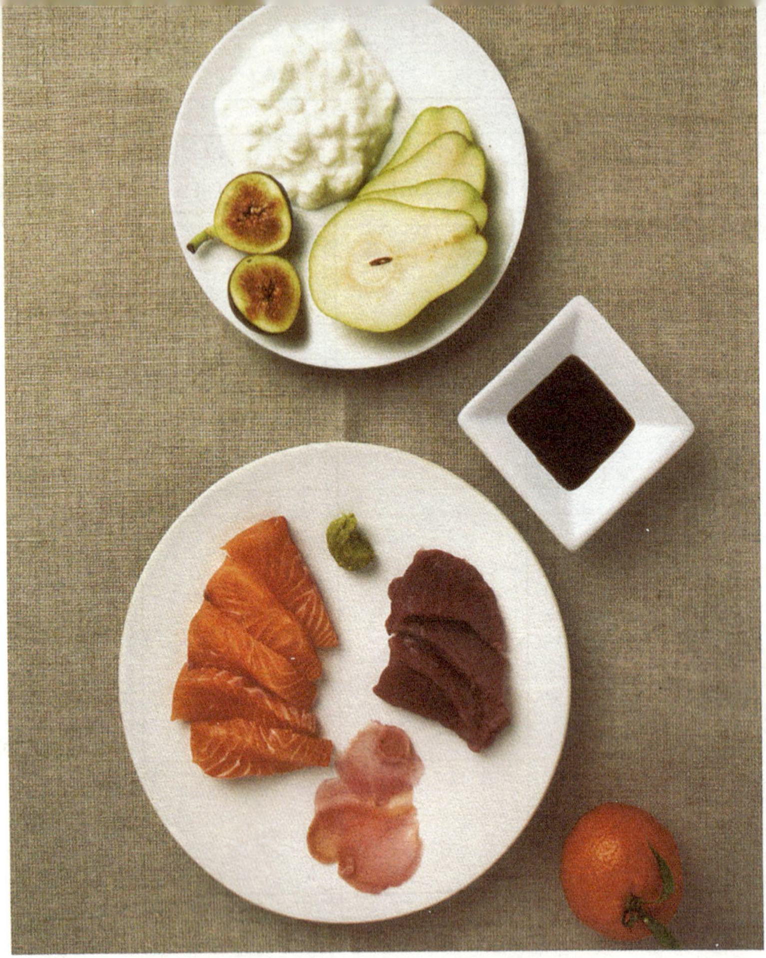

## 500大卡餐

**第一种**

早餐：白奶酪、梨子片、一只新鲜无花果

142大卡

晚餐：鲑鱼及金枪鱼鱼片、酱油、芥末酱、腌姜片、一只蜜柑

352大卡

热量合计：494大卡

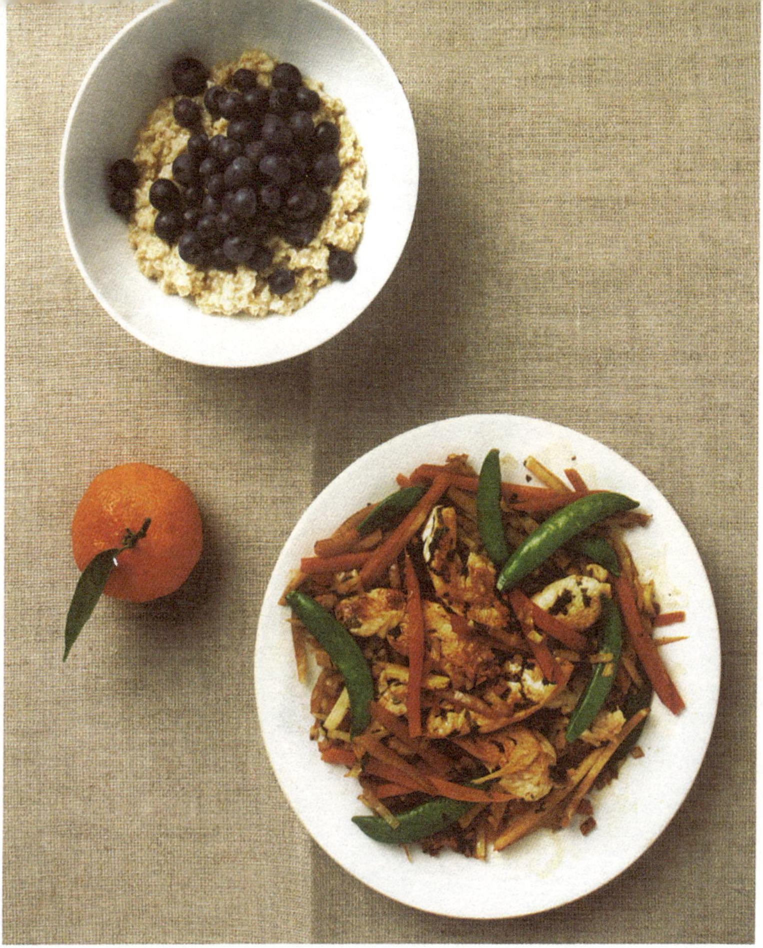

**第二种**

早餐：燕麦粥、新鲜蓝莓

190大卡

晚餐：炒鸡柳、一只蜜柑

306大卡

热量合计：496大卡

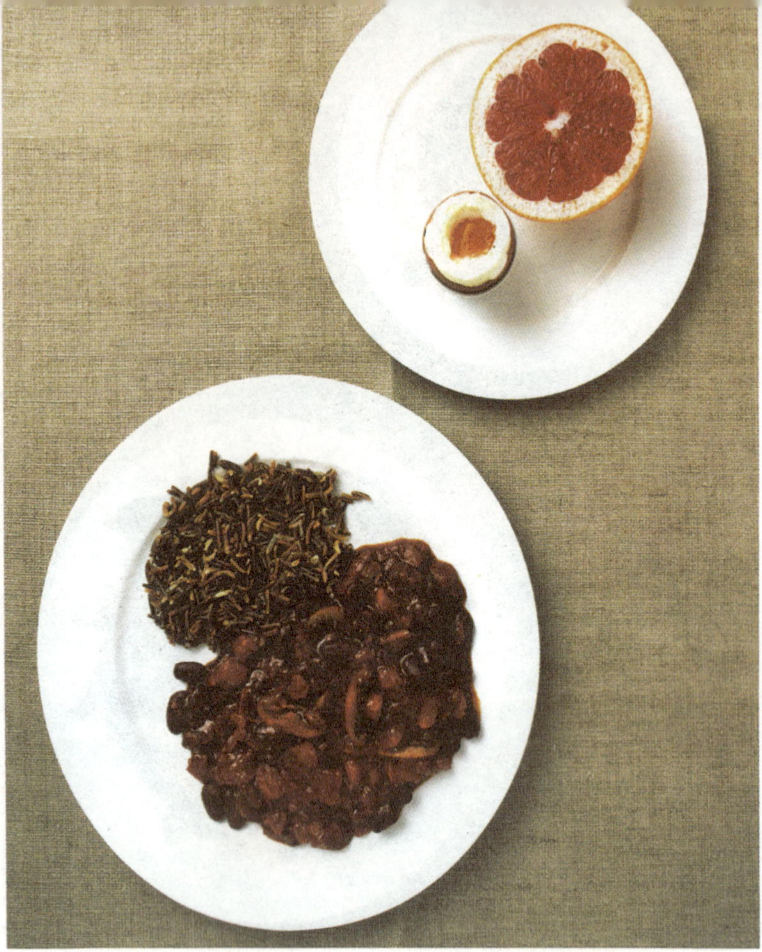

**第三种**

早餐：水煮蛋、半个葡萄柚

125大卡

晚餐：素食辣酱饭

371大卡

热量合计：496大卡

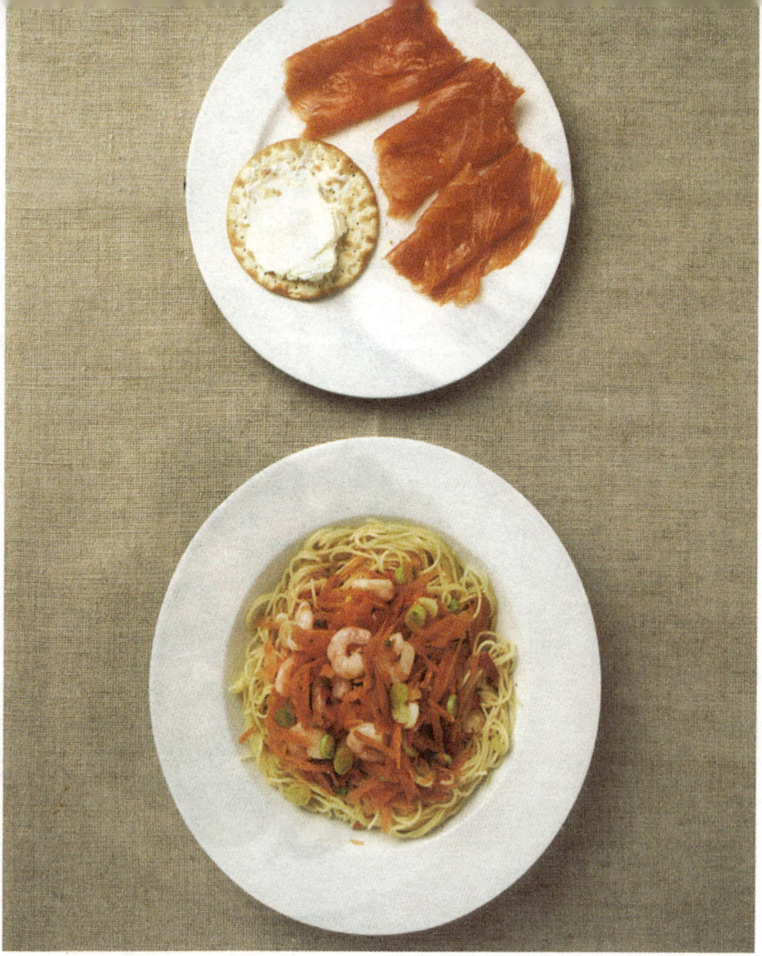

**第四种**

早餐：熏鲑鱼、一片抹上低脂鲜奶奶酪的饼干

178大卡

晚餐：泰式沙拉

322大卡

热量合计：500大卡

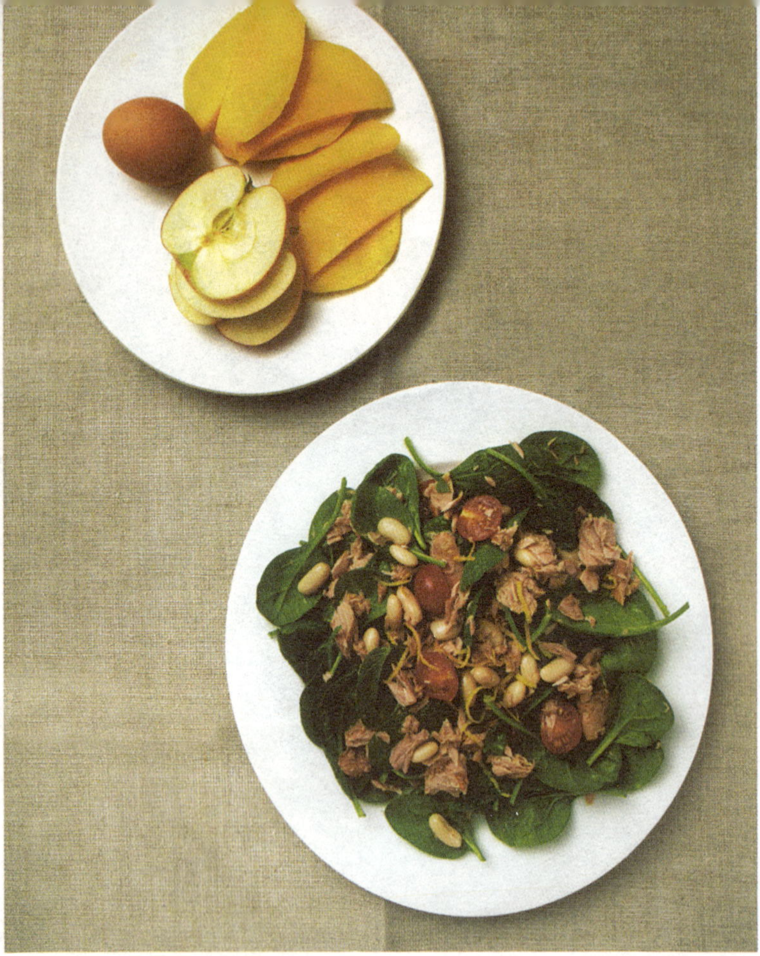

**第六种**

早餐：苹果片、芒果、一只水煮蛋

223大卡

晚餐：蒜香金枪鱼豆子沙拉；酱料：碎蒜头、柠檬皮屑及柠檬汁、白酒醋

267大卡

热量合计：490大卡

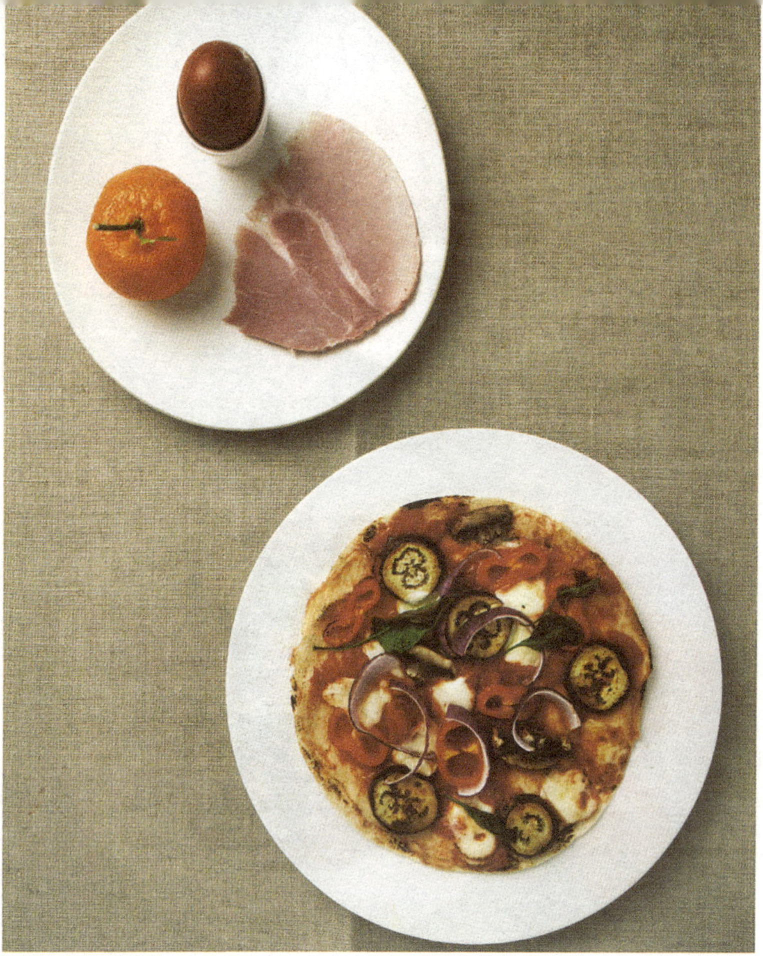

**第七种**

早餐：水煮蛋、一片火腿、一只蜜柑

140大卡

晚餐：素比萨

358大卡

热量合计：498大卡

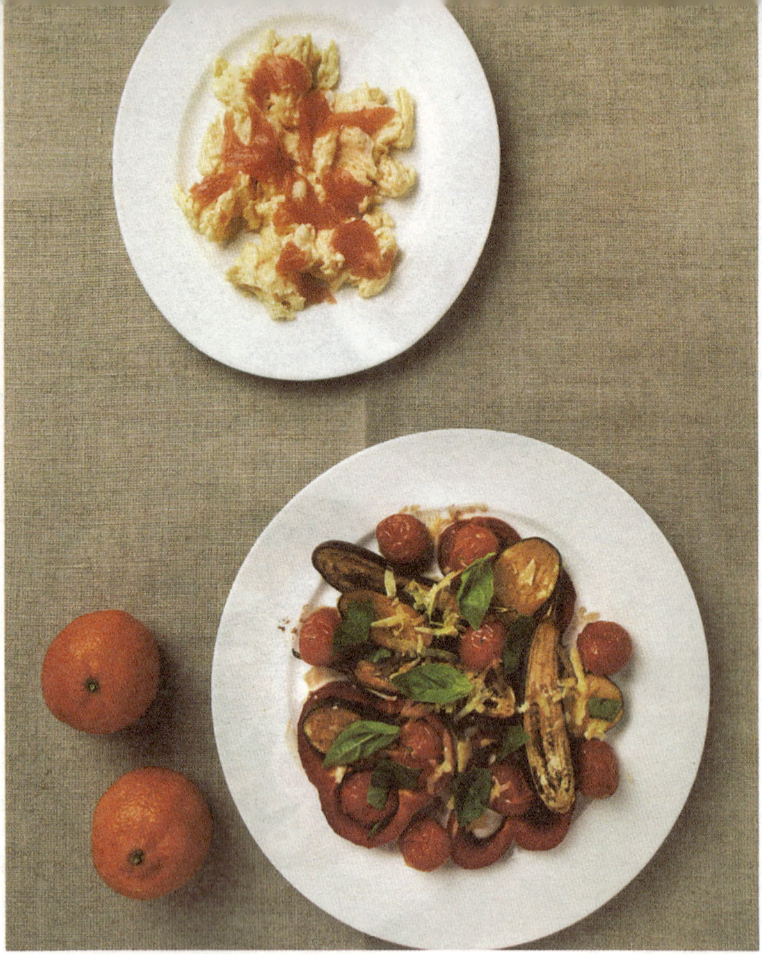

**第八种**

早餐：熏鲑鱼炒蛋

256大卡

晚餐：焗蔬菜、两只蜜柑

244大卡

热量合计：500大卡

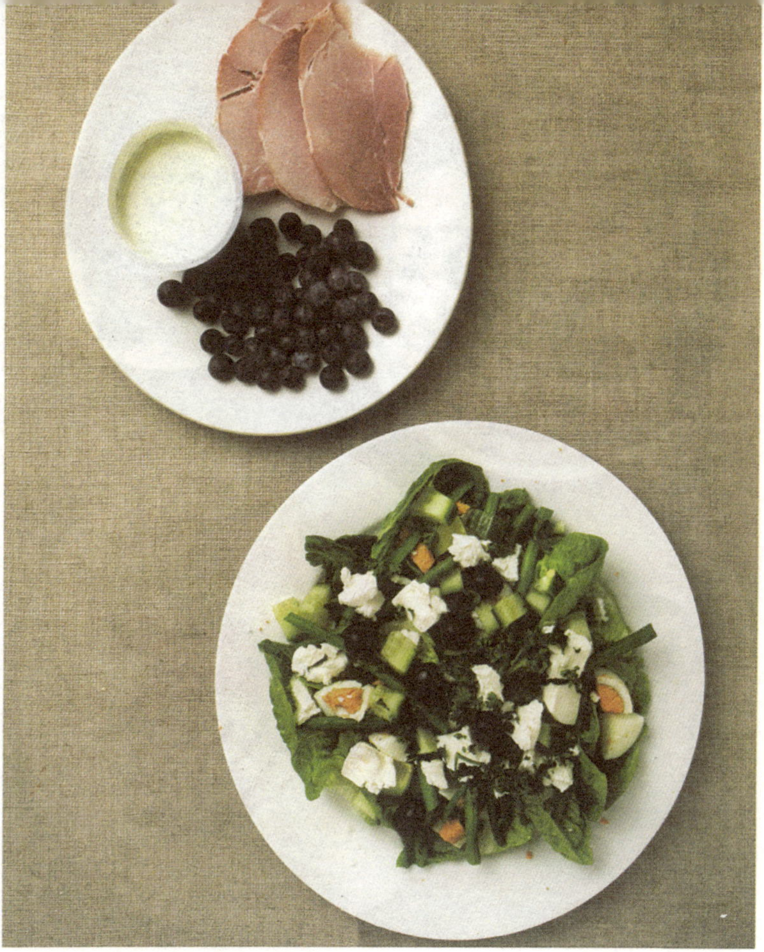

**第九种**

早餐：酸奶、蓝莓、六片火腿

130大卡

晚餐：菲达干酪尼斯沙拉

360大卡

热量合计：490大卡

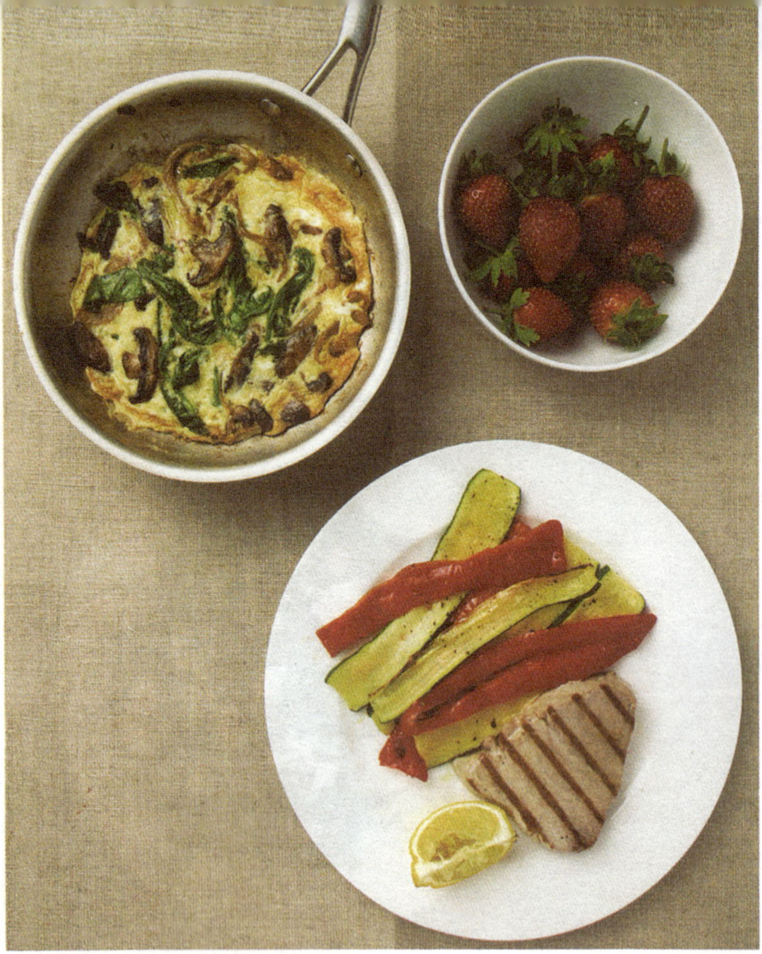

## 600大卡餐

### 第一种

早餐：蘑菇菠菜烘蛋、一碗草莓

283大卡

晚餐：焦香金枪鱼佐烧烤蔬菜

312大卡

热量合计：595大卡

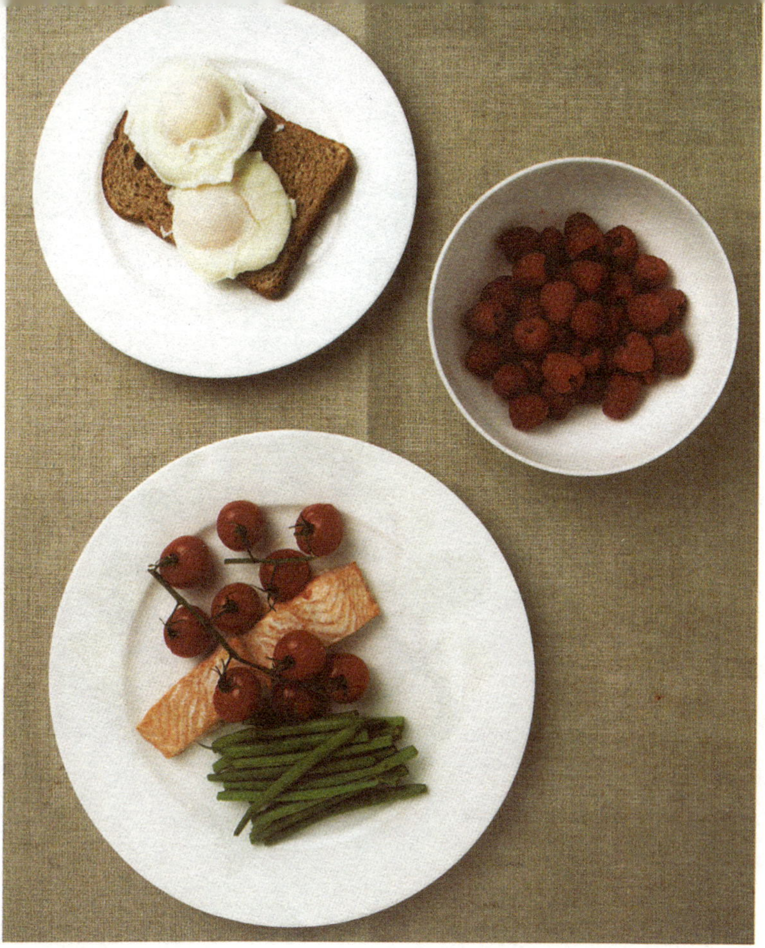

**第二种**

早餐：两只水波蛋配一片全麦吐司、一碗覆盆子

288大卡

晚餐：烤鲑鱼和小番茄、四季豆

304大卡

热量合计：592大卡

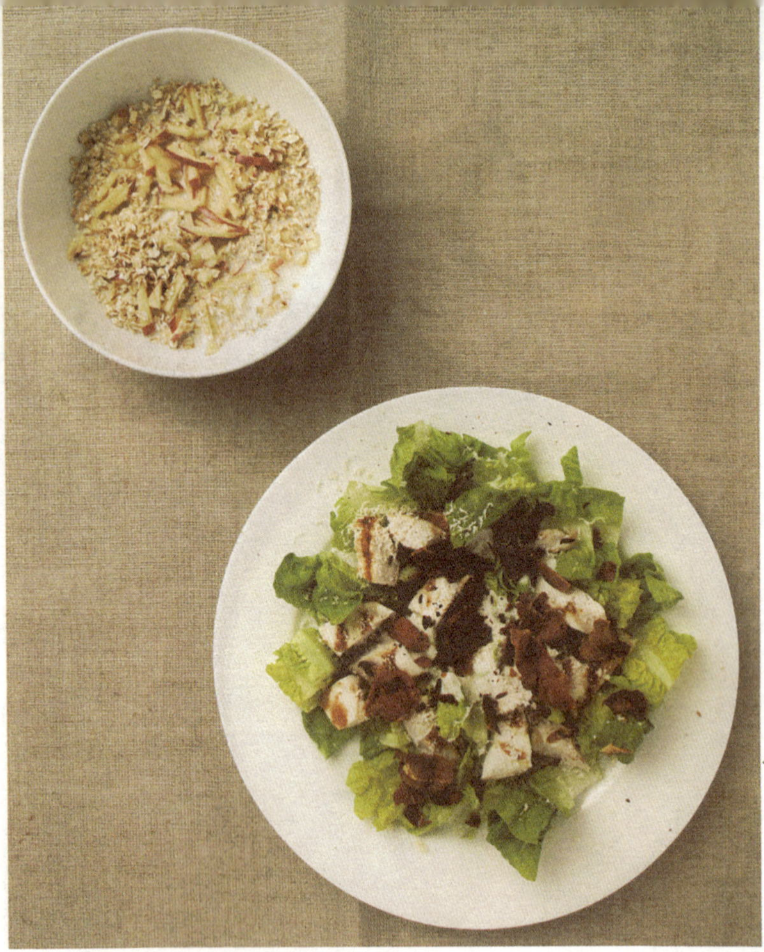

**第三种**

早餐：燕麦加苹果丝

308大卡

晚餐：轻断食特制凯萨沙拉

292大卡

热量合计：600大卡

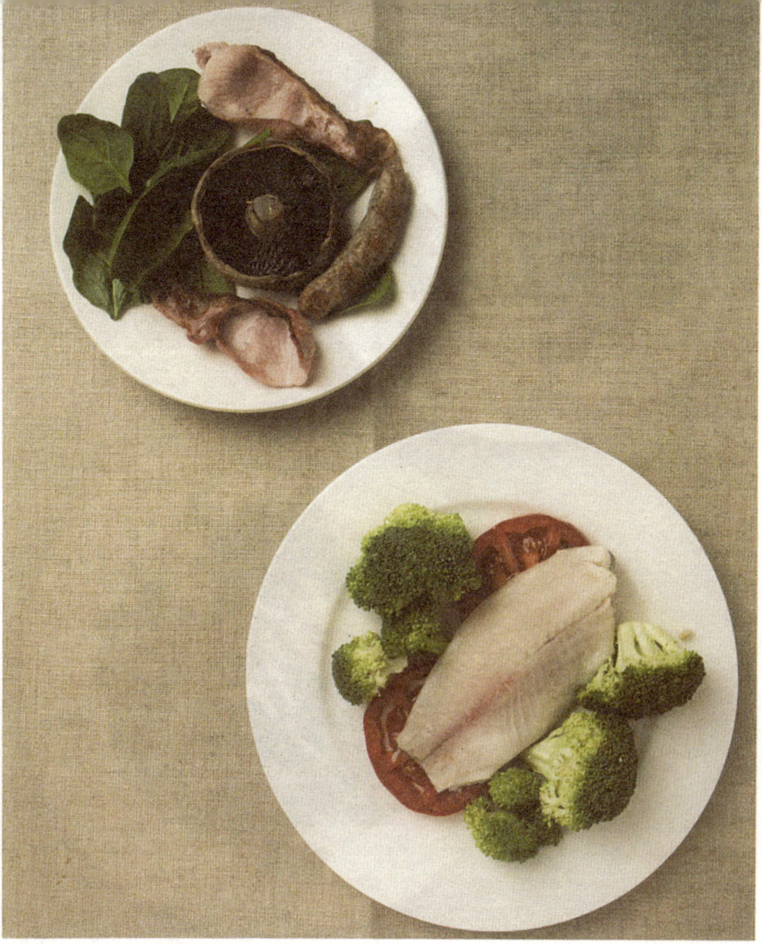

**第五种**

早餐：轻断食特制英式早餐

177大卡

晚餐：纸包鲭鱼番茄、青花菜

415大卡

热量合计：592大卡

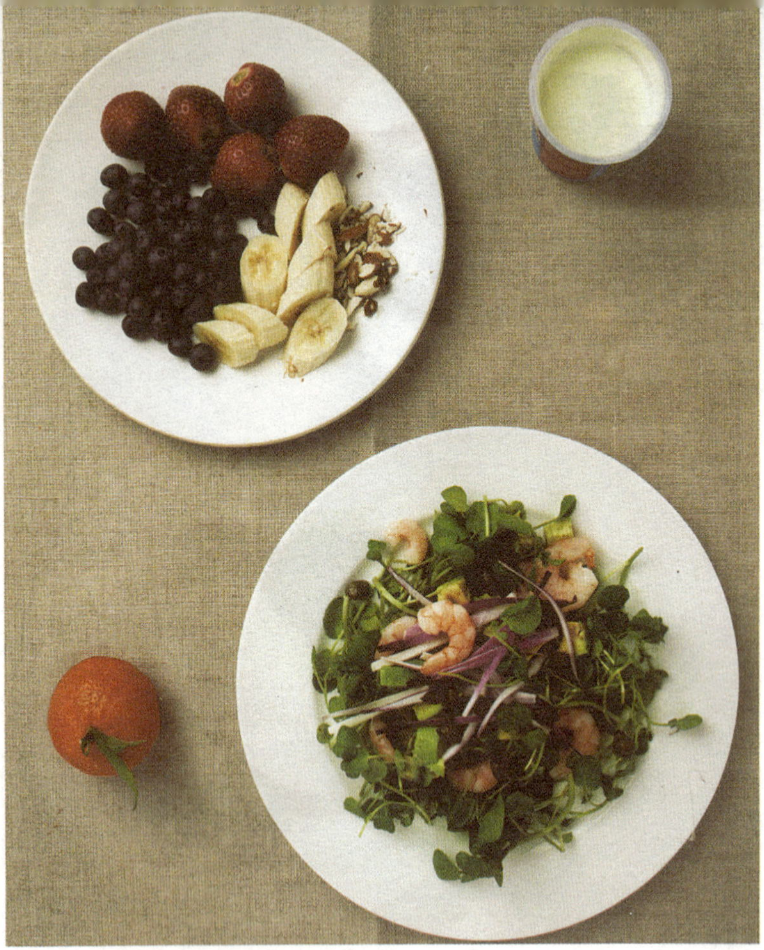

**第六种**

早餐：酸奶、香蕉片、草莓、蓝莓、杏仁

279大卡

晚餐：虾子水田芥酪梨沙拉、一只蜜柑

320大卡

**热量合计：599大卡**

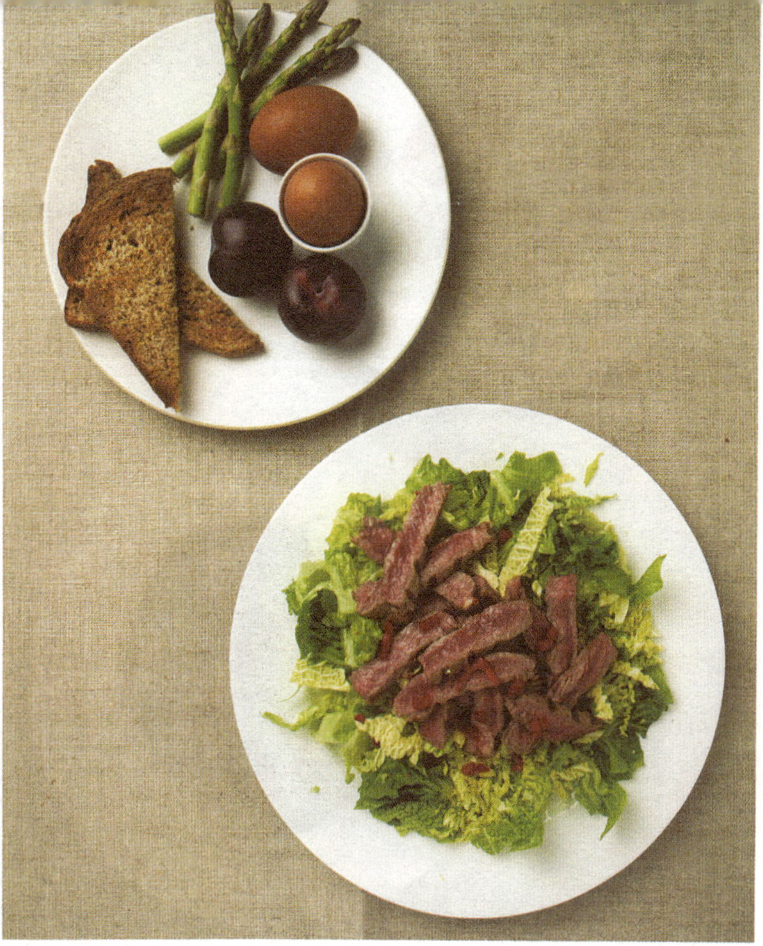

**第八种**

早餐：两只水煮蛋、芦笋、一片全麦吐司、两只李子

331大卡

晚餐：泰式牛排沙拉

260大卡

热量合计：591大卡

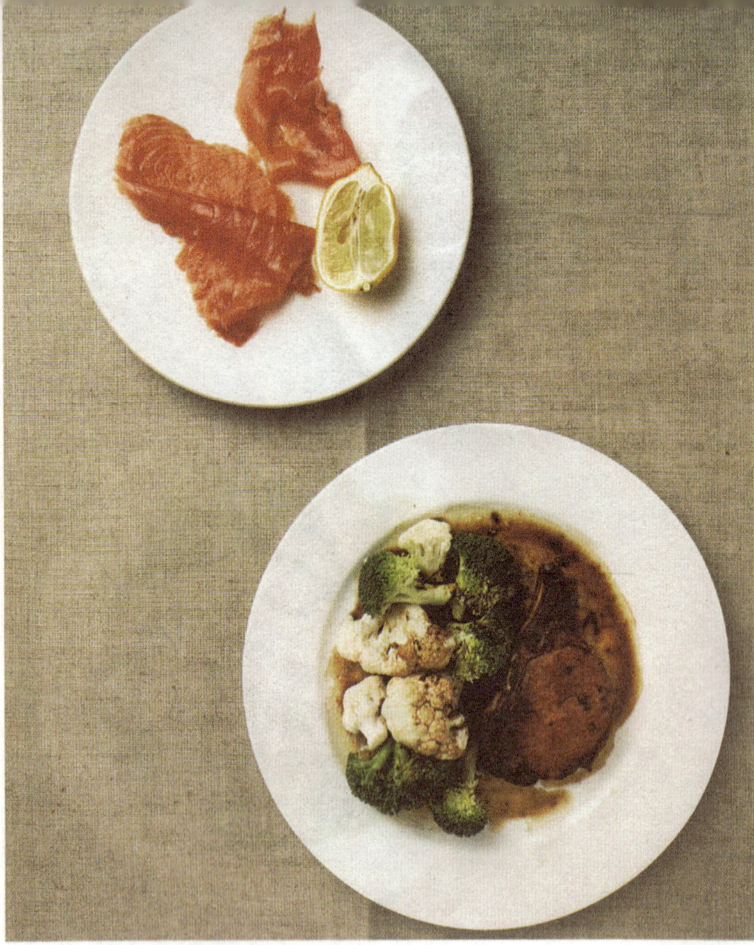

**第九种**

早餐：熏鲑鱼、柠檬瓣

199大卡

晚餐：烤猪肉、花椰菜、青花菜

396大卡

热量合计：595大卡

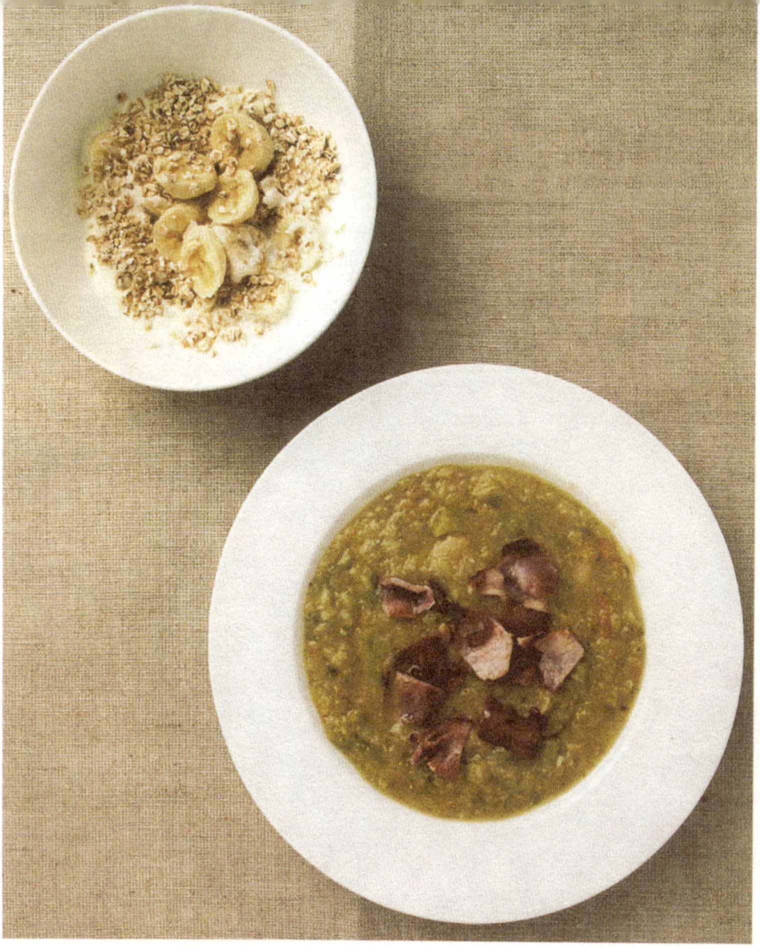

**第十种**

早餐：酸奶加香蕉片、什锦果麦

205大卡

晚餐：培根菜豆汤

386大卡

热量合计：591大卡